JN064531

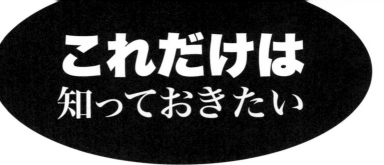

これだけは
知っておきたい

医師の働き方改革
実践テキスト

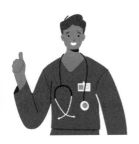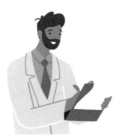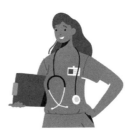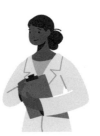

愛知県社会保険労務士会 医療労務管理研究会 **渡辺 徹** / 編著

LOGICA
ロギカ書房

はじめに

　急速に進展する少子高齢化や人口減少、さらには労働人口の減少等、未曽有の社会的背景から国が推し進める働き方改革には、医療機関に勤務する医師も例外ではありません。昼夜を問わず救急患者の対応はもとより、超高齢化にともない増加する複合疾患やがん患者の治療等、命を最優先にする医療現場では過重労働につながることが少なくありません。

　こうした実情を改善するために国の抜本的改革の施策として、医師の時間外労働の上限規制が、2024（令和6）年度から導入されることになりました。これに伴い、すべての医療機関は医師の労働時間短縮に向けた働き方改革を推進しなければなりません。

　2020（令和2）年度の診療報酬改定においても、高い救急医療実績がある急性期病院（救急搬送患者数が年間2,000件以上の医療機関）には、診療報酬上の評価が新たに設けられたものの、加算の要件として「医師の働き方改革」を推進するための具体的な計画の作成や取組事項の公開が義務付けられることになりました。

　2024年度まで待ったなしの状況であり、厚生労働省では「医師の働き方改革に関する検討会」が取りまとめた報告書に基づいて、より詳細な内容を詰めるために「医師の働き方改革の推進に関する検討会」をスタートさせました。さらには、働き方改革を効果的に推進することを目的に「医師等医療機関職員の働き方改革推進本部」を設置する等、万全の体制で臨んでいます。この報告書には、医師の時間外労働の上限規制と健康管理のための具体的な仕組みが示されており、2024年度までにスピード感をもって、どのように労働時間の短縮に取り組んでいくかが、今後の大きなポイントになると思われます。

　一方では、各医療機関の医師の働き方改革を支援し、進捗状況（残業時間削減に向けた取組）の評価の役割を担う『評価機能』の設置が進められています。

　医療機関は、患者の命と健康を守るために24時間、365日休むことなく稼働しています。医師には、医師法に定める応召義務もあります。こうした厳し

い労働環境下に置かれている医師は、とてもハードで複雑な勤務形態を余儀なくされておりますが、現状の医師の働き方を外部の視点から理解するのはかなり難しい一面があります。

　本書においては、評価機能の役割を担う社会保険労務士の皆さんはもとより、医療機関の外から医師の働き方改革を支援する役割を担う皆さんを対象に、2040年の医療提供体制の構築に向けた三位一体改革といわれる「地域医療構想」、「医師の働き方改革」、「医師偏在対策」の3つの重点政策を中心に理解していただくことを狙いとしています。その上で、特に医師の働き方改革については労務管理上の課題・問題点や、その解決方法等を医療現場で様々な問題解決に取り組んだ経験と実績を活かした「病院勤務の社会保険労務士」の観点からわかりやすくご説明させていただくことに加えて、医師の働き方改革の切り札ともなるタスク・シフト/シェアについて、医療現場のマネジメント職の視点から解説させていただきます。

　医師の働き方改革に取り組まれている病院長をはじめ、担当副院長、看護部長、事務部長の皆さんにも大変参考となる有益な情報も数多く盛り込んでおります。

　ぜひ、本書を手に取ってご覧いただき「改革」へ導く一助になれば幸いです。

令和3年9月吉日

渡辺　徹

本書の構成について

　本書は、評価機能の役割を担う社会保険労務士の皆さんや医療機関の外部から医師の働き方改革を支援する役割を担う皆さんを対象にしたテキストです。読者の皆様へお伝えしたい内容は大きく分けて2つあります。1つは医療機関を取り巻く外部環境（Chapter1〜Chapter3）、もう1つは、医療機関の内部環境（Chapter4〜Chapter7）に関するものです（**図表①**）。

　外部環境（Chapter1〜Chapter3）については、医療機関を対象にコンサルティングするにあたり、これだけは知っておきたい最低限の内容になっています。

　それは、政府が進める地域医療構想や医師の偏在対策等いわゆる医療政策といわれるものです。

　団塊の世代の方々が75歳を超えて、5人に1人が75歳以上の超高齢社会を迎える「2025年問題」が目前に迫ってきています。今後さらに高齢化が進行し、医療・介護のニーズがますます増大するのは必然ですが、財源の多くを保険料と税金に頼っている我が国の社会保障費はパンク寸前です。政府は2025年に向けて、各都道府県の地域医療計画の一部として「地域医療構想」を導入しました。これにより、「医療機関の再編」を推進し、「切れ目のない医療提供体制」の実現を目指しています。

　「医療機関の再編」は医療費の抑制や、医師不足の是正につながります。医師不足となっているのは主に地方の勤務医です。医師が都市部に集中し、地方での勤務医不足を招いているという、いわゆる医師の偏在が医師不足の大きな理由の1つと考えられています。

　2025年に向けて政府が地域医療構想をどのようなプロセスで実現しようとしているのか、また医師の偏在をどのように是正しようとしているのかについて、厚生労働省医政局が主管する検討会「地域医療構想に関するワーキンググループ」や「医師需給分科会」他の議事録、資料等を参考に、過去から現在までの政策の流れを中心にまとめました。

これらの概要を理解した上で、内部環境（Chapter4〜Chapter7）へ進みます。ここでは医療機関の内部環境について整理しました。主に医師の働き方改革を推進する際に生じる院内の課題・問題点や、政府が主導する 2024 年度から導入される医師の時間外労働の上限規制に関する施策を取りまとめました。

　こちらは医政局が主管する検討会「医師の働き方改革に関する検討会」が取りまとめた「報告書」や「医師の働き方改革の推進に関する検討会」が取りまとめた「中間とりまとめ」から重要なポイントをなるべくわかりやすいかたちでまとめました。

　また、医師の働き方改革には不可欠と言われている他職種へのタスク・シフト/シェアについては、看護師・薬剤師・臨床検査技師のマネジメント職の皆様より医療現場でのタスク・シフト/シェアの必要性やその実現可能性等について、現場目線で執筆いただきました。

　さらに、本書の特長は、愛知県社会保険労務士会所属の医療機関に勤める現役の人事担当者等による医師の労務管理ケーススタディです。

　医療機関の抱えている様々な労務管理の問題や課題について情報共有できるよう、医療機関によくあるケースをストーリー仕立てにしています。

　本書の多くの個所が審議会や医政局関連の検討会他の議事録・資料等を参考にしております。読者の皆様方においても参考となりますので、厚生労働省のHP 参照先を掲載させていただきました。もっと、詳しくお知りになりたい方はご閲覧ください。

　未だに衰えを知らない新型コロナウイルスが世界中で猛威を振るっている昨今、多忙を極めるどこの医療機関でも、医師の働き方改革は待ったなしです。本書にて医療機関を取り巻く外部環境と内部環境についてご理解いただき、「医師の働き方改革」の推進に私達と一緒に参画しましょう。

図表①

本書で押さえるポイント

	目次	理解すべきポイント
外部環境	Chapter 1 医療機関を取り巻く環境の変化	地域医療構想により、医療機関の再編やダウンサイジングが進み、各医療機関は現状の姿（機能）から大きく変化する。
	Chapter 2 診療報酬で支える医師の働き方改革	政府は診療報酬制度により医療機関の進むべき方向性を誘導している。医師の働き方改革推進についても同様。
	Chapter 3 医師不足への対応	医師不足は医師の偏在が大きな原因である。それらを解決するための、医師偏在対策とは何か。
内部環境	Chapter 4 医師の働き方改革実現への仕組みづくり	2024年度以降、医師の時間外上限規制や追加的健康確保措置が導入され、行政の監視も今以上に厳しくなる。医療機関はいかに対応すべきか。
	Chapter 5 医師から他職種へのタスク・シフティング/タスク・シェアリング	医師から他職種へタスク・シフトが進まないと医師の働き方改革実現は難しい。しかし、タスク・シフトを進めるにあたり、現場には多くの課題がある。
	Chapter 6 医師の労務管理の考え方	医師の労働時間管理で特にグレーゾーンが広いといわれている宿日直と自己研鑽。政府から示されたガイドラインで解決できるのか。
	Chapter 7 「医師の労務管理」の課題は何か	各医療機関内には労務管理上の様々な課題・問題点があるが、それらは各医療機関共通であることが多い。

厚生労働省のホームページ参照先

○ Chapter1（医療機関を取り巻く環境の変化）に関する参照先
■ 医療計画の見直し等に関する検討会
　https://www.mhlw.go.jp/stf/shingi/other-isei_127276.html
■ 地域医療構想に関するワーキンググループ
　https://www.mhlw.go.jp/stf/shingi/other-isei_368422.html
○ Chapter2（診療報酬で支える医師の働き方改革）に関する参照先
■ 中央社会保険医療協議会 総会
　https://www.mhlw.go.jp/stf/shingi2/0000193003_00002.html
○ Chapter3（医師不足への対応）に関する参照先
■ 医道審議会 （医師分科会医師臨床研修部会）
　https://www.mhlw.go.jp/stf/shingi/shingi-idou_127790.html
■ 医道審議会 （医師分科会医師専門研修部会）
　https://www.mhlw.go.jp/stf/shingi/shingi-idou_127790_00003.html
■ 医療従事者の需給に関する検討会
　https://www.mhlw.go.jp/stf/shingi/other-isei_315093.html
■ 医師需給分科会
　https://www.mhlw.go.jp/stf/shingi/other-isei_318654.html
○ Chapter4（医師の働き方改革実現への仕組みづくり）～Chapter5（医師から他
　職種へのタスク・シフティング/タスク・シェアリング）に関する参照先
■ 医師の働き方改革に関する検討会
　https://www.mhlw.go.jp/stf/shingi/other-isei_469190.html
■ 医師等医療機関職員の働き方改革推進本部
　https://www.mhlw.go.jp/stf/newpage_08045.html
■ 医師の働き方改革の推進に関する検討会
　https://www.mhlw.go.jp/stf/newpage_05488.html
■ 医師の働き方改革の推進に関するヒアリング
　https://www.mhlw.go.jp/stf/newpage_06237.html
■ 医師の働き方改革を進めるためのタスク・シフト/シェアの推進に関する検討会
　https://www.mhlw.go.jp/stf/newpage_07275.html
■ 医師の働き方改革を進めるためのタスク・シフティングに関するヒアリング
　https://www.mhlw.go.jp/stf/newpage_05173.html

目　次

はじめに

本書の構成について

Chapter4　医師の働き方改革実現への仕組みづくり

Chapter5　医師から他職種へのタスク・シフティング/タスク・シェアリング

Chapter6　医師の労務管理の考え方

■執筆担当一覧（順不同）

Chapter1　医療機関を取り巻く環境の変化
　　　　　渡辺　徹（社会保険労務士）
Chapter2　診療報酬で支える医師の働き方改革
　　　　　渡辺　徹（社会保険労務士）
Chapter3　医師不足への対応
　　　　　渡辺　徹（社会保険労務士）
Chapter4　医師の働き方改革実現への仕組みづくり
　　　　　渡辺　徹（社会保険労務士）
Chapter5　医師から他職種へのタスク・シフティング/タスク・シェアリング
　5-1　タスク・シフト/シェアの推進
　　　　　渡辺　徹（社会保険労務士）
　5-2　チーム医療
　　　　　相田由紀（社会医療法人 財団新和会 八千代病院　看護部長）
　5-3　看護師へのタスク・シフト/シェア
　　　　　相田由紀（社会医療法人 財団新和会 八千代病院　看護部長）
　5-4　薬剤師へのタスク・シフト/シェア
　　　　　成瀬徳彦（日本赤十字社愛知医療センター名古屋第一病院　薬剤部　副部長）
　5-5　臨床検査技師へのタスク・シフト/シェア
　　　　　加藤秀樹（名古屋第一赤十字病院（現 日本赤十字社愛知医療センター名古屋第一病院）検査部　前技師長）
Chapter6　医師の労務管理の考え方
　　　　　渡辺　徹（社会保険労務士）
Chapter7　「医師の労務管理」の課題は何か
　　　　　愛知県社会保険労務士会　医療労務管理研究会
　　　　　（渡辺　徹・阪野洋平・櫛田浩久・工藤祐介）

Chapter 1

医療機関を取り巻く環境の変化

Chapter1 のポイント

　　日本の人口は平成時代にピークを迎えた後、減少局面に転じています。近い将来、世界でも類を見ない超高齢社会へ突入します。人口の減少や高齢化の状況には地域差がありますので、地域にジャストフィットするような医療政策が必要となります。

　　それが地域医療構想です。地域医療構想は、都道府県を中心に地域の将来を見通した上で、医療機関の機能分化や連携を図り、地域に応じた効率的・効果的な医療提供体制を整備することを目的としています。その達成を図るため、2018（平成30）年7月25日に公布された医療法及び医師法の一部を改正する法律（平成30年法律第79号）により、医療機関の開設や増床に係る都道府県知事の権限が追加されました。

　　特に公的資金が投入されている公立病院・公的医療機関等へは、強く権限が行使されることになります。公立病院・公的医療機関等でなければ担えない分野に重点化されているか、つまり民間病院との棲分けが求められています。

　　全国1,455の公立病院・公的医療機関のうち424病院を、その機能について改めて検証し、必要に応じて機能分化や再編を求める「再検証対象医

療機関」として政府は公表しました。なぜ、混乱を覚悟して政府が公表を急いだのか。地域医療構想のスタートから現在までの進捗についてご理解いただきたいと思います。

1-1　2025年問題と2040年問題

　2019（令和元）年の人口動態統計の年間推計では、日本人の国内出生数は86万4千人となり、前年比で5.92%減と急減しました。1899（明治32）年の統計開始以来初めて90万人を下回りました。政府の対策にもかかわらず少子化・人口減が加速しているのです（**図表1.1**）。

　我が国の総人口は、2019（令和元）年10月1日現在、1億2,617万人となっています。総人口は、2010（平成22）年頃をピークに長期の人口減少過程に入り、2029（令和11）年に人口1億2,000万人を下回った後も減少を続け、2053（令和35）年には1億人を割ると推計されています（**図表1.2**）。

　65歳以上人口は、3,589万人となっています。総人口に占める割合（高齢化率）は28.4%で、そのうち、「75歳以上人口」は1,849万人で、その割合は14.7%です。しかし、団塊の世代がすべて75歳となる2025（令和7）年には、75歳以上が総人口の18%になると推計予測されており、医療・介護需要が最大化します。高齢者人口の増加には大きな地域差があり、地域によっては高齢

図表1.1

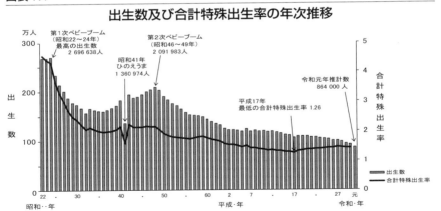

出所：厚生労働省　令和元年（2019）人口動態統計の年間推計

図表1.2

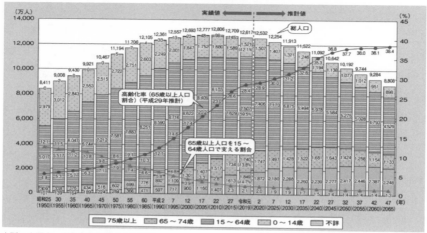

出所：内閣府　令和2年版高齢社会白書

者人口の減少が既に始まっています。

　75歳以上の高齢者は複数の疾病を同時に発症するリスクが上がり、入院や長期療養等が必要となる傾向がみられます。それに伴い高齢者医療等に必要な費用が増加し、社会保障の財源を圧迫して破綻が懸念されるのが「2025年問題」です。

　高齢化の進展と医療技術の高度化により医療費が増加する傾向は止まりませんが、医療資源は限られており、いかに医療費の伸びを抑えるかが重要なのです。

　2025年以降も少子高齢化のさらなる進展が見込まれています。2040（令和22）年には団塊ジュニアまでもが高齢者となり、現役1.5人が高齢者1人を支える厳しい時代に突入します。出生数の減少は、生産年齢人口にまで影響を及ぼし、2025年に7,170万人、2040年には5,978万人と6,000万人を割り込むほどに減少する見込みであると推計されています。医療機関においても人材不足により、医療従事者の働き方改革といった課題への対応が必須となっていま

図表1.3

2040年の医療提供体制を見据えた３つの改革

2040年に向けて新たな課題に対応するため、Ⅰ.地域医療構想の実現に向けた取組、Ⅱ.医療従事者の働き方改革、Ⅲ.医師偏在対策を三位一体で推進し、総合的な医療提供体制改革を実施

Ⅰ.医療施設の最適配置の実現と連携
（地域医療構想の実現：2025年まで）

① 全ての公立・公的医療機関等における具体的対応方針の合意形成
② 具体的対応方針の検証と地域医療構想の実現に向けた更なる取組

一体的に推進

Ⅱ.医師・医療従事者の働き方改革	Ⅲ.実効性のある医師偏在対策
（医師の時間外労働に対する上限規制：2024年〜）	（偏在是正の目標年：2036年）
① 医療機関における労働時間管理の適正化とマネジメント改革	① 地域及び診療科の医師偏在対策
② 上手な医療のかかり方に向けた普及・啓発と患者・家族への支援	② 総合診療専門医の確保等のプライマリ・ケアへの対応

出所：総務省ホームページ

す。これが「2040年問題」といわれています。

　2040年の医療提供体制の構築に向けて、地域医療構想の実現に向けた取組、医療従事者の働き方改革、医師偏在対策を三位一体で推進し、総合的な医療提供体制改革を実施する方針が示されています（**図表1.3**）。

1-2　経営が悪化する医療機関

　一般社団法人　全国公私病院連盟が行った 2019（令和元）年病院運営実態分析調査によると、60％から 70％の医療機関は赤字経営です（**図表1.4**）。開設者別では、調査の回答のあった自治体病院 280 病院のうち 11.1％（31 病院）が黒字、赤字病院は 88.9％（249 病院）でした。その他公的病院では、190 病院のうち 38.4％（73 病院）が黒字、赤字病院は 61.6％（117 病院）でした。私的病院では、165 病院のうち 49.1％（81 病院）が黒字、赤字病院は 50.9％（84病院）という結果でした。

　特に自治体病院において赤字が目立っています。我が国は経済成長の鈍化と人口動態の変化、医療費等の社会保障費の急増が見込まれる中で、財政は危機的状態にあるため、政府は度重なる診療報酬のマイナス改定を行い社会保障費を抑制しています。その結果、経営が悪化し、赤字に転落する医療機関が多くあるのです。

　また、大都市や大規模病院へ医師が集中する傾向にあることから、地方の中小病院は医師採用難に直面し、それが経営を悪化させる原因にもなっています。

　一方、総収益が年々増加傾向を辿ってきた急性期病院※1 もあります。しかし、それは医療の高度化に伴うもので、保険適用された抗がん剤治療に使用する高額医薬品が影響していることが主な要因です。高額医薬品は薬価差益がほとんどなく、手術や処置等で使用する特定保険医療材料においても同様です。収益の増加が利益を生み出すとは限らないのです。

　さらに、2020 年の新型コロナウイルスの感染拡大が病院経営を圧迫しています。

　「日本病院会や全日本病院協会等がまとめた病院経営状況の調査結果（速報値）によると、回答した全国 1,049 病院の 2020 年 4 月の平均損益は約 3,600万円の赤字で全体の 8 割の経営が悪化し、入院が必要な患者がいてもコロナに感染していないことが明らかになるまで個室での対応が必要なため、病院とし

図表1.4

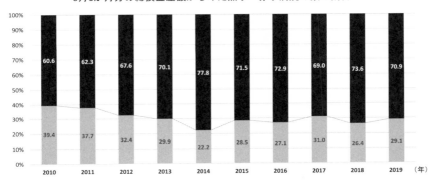

医療機関の半数以上が赤字病院

6月1か月分の総損益差額からみた黒字・赤字病院の数の割合

■黒字　■赤字

出所：一般社団法人 全国公私病院連盟　令和元年病院運営実態分析調査の概要

ては受入可能な患者数が減少し、今回の調査では病床の利用率は 2019 年 4 月
の 82.2% から 2020 年 4 月は 75.9% に落ち込んだ。」（日本経済新聞）とする報
告もあります。

※1：急性期病院

　　　急性期病院とは、急性疾患又は重症患者の治療を 24 時間体制で行う病院を
　　　指す。

1-3　地域医療構想

　2025（令和7）年には、医療や介護を必要とする高齢者が大幅に増加し、慢性的な疾病や複数の疾病を抱える患者の増加による疾病構造の変化が考えられます。

　疾病構造の変化に対応するためには、それぞれの患者の病状に応じた急性期の医療から在宅医療までを将来にわたって継続的に受けられるような医療提供体制を構築する必要があります。

　医療の機能に見合った資源（医師をはじめとする人的資源、医療施設・医療機器等の物的資源等）の効率的な配置を促し、急性期から回復期、慢性期まで、患者が状態に見合った病床で、より良質な医療サービスを受けられるメリハリのある医療提供体制を整えるために、地域医療構想が制度化されました。

　わかりやすく言うと、限られた医療資源を必要な医療に積極的に投入し、そうでない医療には投入を抑えることで、地域全体で最適な医療を提供するという考え方です。そのためには、地域の人口動態に合わせて病院のベッドの縮小や再編を行う必要があります。

　地域医療構想は、2014（平成26）年6月25日に公布された「地域における医療及び介護の総合的な確保を推進するための関係法律の整備等に関する法律」（以下、「医療介護総合確保推進法」という。）の大きな柱であり、医療法の医療計画と連動するものとして位置付けられています（図表1.5）。

　医療介護総合確保推進法の公布を受けて、都道府県が地域医療構想を策定するためのガイドライン（以下、「地域医療構想策定ガイドライン」という。）が、2015（平成27）年3月に「地域医療構想策定ガイドライン等に関する検討会」（医政局が主管する検討会）において取りまとめられました

　都道府県は地域医療構想を策定するために、地域医療構想策定ガイドラインに沿って、病床の機能の分化・連携を推進する基準として構想区域を定め、構想区域単位で病床機能区分（高度急性期・急性期・回復期・慢性期）ごとの2025（令和7）年の医療需要と病床数の必要量を推計しました。

図表 1.5

地域における医療及び介護の総合的な確保を推進するための関係法律の整備等に関する法律の概要

趣旨

持続可能な社会保障制度の確立を図るための改革の推進に関する法律に基づく措置として、効率的かつ質の高い医療提供体制を構築するとともに、地域包括ケアシステムを構築することを通じ、地域における医療及び介護の総合的な確保を推進するため、医療法、介護保険法等の関係法律について所要の整備等を行う。

概要

1. **新たな基金の創設と医療・介護の連携強化（地域介護施設整備促進法等関係）**
   ①都道府県の事業計画に記載した医療・介護の事業（病床の機能分化・連携、在宅医療・介護の推進等）のため、消費税増収分を活用した新たな基金を都道府県に設置
   ②医療と介護の連携を強化するため、厚生労働大臣が基本的な方針を策定
2. **地域における効率的かつ効果的な医療提供体制の確保（医療法関係）**
   ①医療機関が都道府県知事に病床の医療機能（高度急性期、急性期、回復期、慢性期）等を報告し、都道府県は、それをもとに 地域医療構想（ビジョン）（地域の医療提供体制の将来のあるべき姿）を医療計画において策定
   ②医師確保支援を行う地域医療支援センターの機能を法律に位置付け
3. **地域包括ケアシステムの構築と費用負担の公平化（介護保険法関係）**
   ①在宅医療・介護連携の推進などの地域支援事業の充実とあわせ、全国一律の予防給付（訪問介護・通所介護）を地域支援事業に移行し、多様化
   ※地域支援事業：介護保険財源で市町村が取り組む事業
   ②特別養護老人ホームについて、在宅での生活が困難な中重度の要介護者を支える機能に重点化
   ③低所得者の保険料軽減を拡充
   ④一定以上の所得のある利用者の自己負担を2割へ引上げ（ただし、月額上限あり）
   ⑤低所得の施設利用者の食費・居住費を補填する「補足給付」の要件に資産などを追加
4. **その他**
   ①診療の補助のうちの特定行為を明確化し、それを手順書により行う看護師の研修制度を新設
   ②医療事故に係る調査の仕組みを位置づけ
   ③医療法人社団と医療法人財団の合併、持分なし医療法人への移行促進策を措置
   ④介護人材確保対策の検討（介護福祉士の資格取得方法見直しの施行時期を27年度から28年度に延期）

出所：総務省ホームページ

　構想区域は、現行の二次医療圏（健康増進・疾病予防から入院治療まで一般的な保健医療を提供する区域で、複数の市区町村で構成されている。）を原則としつつも、人口規模、患者の受療動向、疾病構造の変化、基幹病院までのアクセス時間の変化等を勘案して設定されています。

　2015（平成27）年4月より、各都道府県では地域医療構想の策定を開始し、2016（平成28）年度にすべての都道府県で策定を完了し、全国341の構想区域が設定されました（**図表1.6**）。

　また、地域の状況に応じた病床の機能分化と連携を推進するために、各構想区域ごとに「地域医療構想調整会議」が設置されました。そこでは、病床機能報告制度に基づく現状の病床数と2025年の病床の必要量（必要病床数）を比較します。その結果、余剰や不足が見込まれる機能が明らかになった場合には、そのギャップを関係者間の協議によって調整することとされています。

図表1.6

地域医療構想策定のプロセス

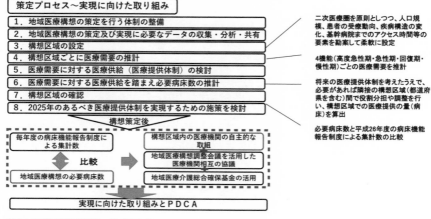

策定プロセス～実現に向けた取り組み	
1．地域医療構想の策定を行う体制の整備	
2．地域医療構想の策定及び実現に必要なデータの収集・分析・共有	
3．構想区域の設定	二次医療圏を原則としつつ、人口規模、患者の受療動向、疾病構造の変化、基幹病院までのアクセス時間等の要素を勘案して柔軟に設定
4．構想区域ごとに医療需要の推計	4機能（高度急性期・急性期・回復期・慢性期）ごとの医療需要を推計
5．医療需要に対する医療供給（医療提供体制）の検討	
6．医療需要に対する医療供給を踏まえ必要病床数の推計	将来の医療提供体制を考えたうえで、必要があれば隣接の構想区域（都道府県を含む）間で役割分担や調整を行い、構想区域での医療提供の量（病床）を算出
7．構想区域の確認	
8．2025年のあるべき医療提供体制を実現するための施策を検討	必要病床数と平成26年度の病床機能報告制度による集計数の比較

構想策定後

毎年度の病床機能報告制度による集計数	構想区域内の医療機関の自主的な取組
⇕ 比較	地域医療構想調整会議を活用した医療機関相互の協議
地域医療構想の必要病床数	地域医療介護総合確保基金の活用

実現に向けた取り組みとＰＤＣＡ

出所：地域医療構想策定　ガイドライン

1-4　病床機能報告制度

　病院又は診療所であつて一般病床又は療養病床を有するもの（以下、「病床機能報告対象病院等」という。）の管理者は、地域における病床の機能の分化及び連携の推進のため、厚生労働省令で定めるところにより、当該病床機能報告対象病院等の病床の機能に応じ厚生労働省令で定める区分（以下、「病床の機能区分」という。）に従い、次に掲げる事項を当該病床機能報告対象病院等の所在地の都道府県知事に報告しなければならない。

　　一　厚生労働省令で定める日（次号において「基準日」という。）における病床の機能（以下、「基準日病床機能」という。）

　　二　基準日から厚生労働省令で定める期間が経過した日における病床の機能の予定（以下、「基準日後病床機能」という。）

　　三　当該病床機能報告対象病院等に入院する患者に提供する医療の内容

　　四　その他厚生労働省令で定める事項

（医療法第 30 条の 13 より一部抜粋）

　医療法第 30 条の 13 に基づく「病床機能報告制度」が 2014（平成 26）年 10 月から施行されました。「病床機能報告制度」は各医療機関（有床診療所を含む。）が、自院の担っている医療機能の現状と今後の方向を選択し、病棟単位で、都道府県に報告する制度です。地域医療構想の策定・進捗評価等に活用するとともに、患者・住民・他の医療機関に、それぞれの医療機関が有する機能を明らかにすることを目的としています。

　病床機能報告は、病棟が担う医療機能のいずれか 1 つを選択して報告することとされていますが、実際の病棟には様々な病期の患者が入院していることから、最も多くの割合を占める病期の患者に提供する医療機能を報告することが基本です。医療機関が報告する医療機能は、都道府県が 2025 年の必要病床数を定める医療機能と同様に、高度急性期機能、急性期機能、回復期機能、慢性期機能の 4 つの区分です。（**図表 1.7**）

図表 1.7

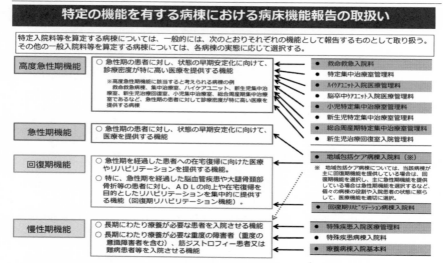

出所：第4回地域医療構想に関する WG 資料

　病床機能報告制度の病床数と地域医療構想で推計される必要病床数とは、数値として一致する性質のものではありません。

　しかし、都道府県はあるべき医療提供体制の実現に向けた取組の進捗状況を評価する必要があり、評価の参照情報として病床機能報告制度の病床数を活用しています。

1-5 地域医療構想調整会議

> 　都道府県は「構想区域」ごとに、診療に関する学識経験者の団体その他の医療関係者、医療保険者その他の関係者との協議の場（「地域医療構想策定ガイドライン」では地域医療構想調整会議）を設け、関係者との連携を図りつつ、<u>医療計画において定める将来の病床数の必要量を達成するための方策その他の地域医療構想の達成を推進するために必要な事項について協議する</u>ものとする。
>
> （医療法第30条の14より一部抜粋）

　「地域医療構想策定ガイドライン」では、「地域医療構想調整会議は、地域医療構想の実現に向けた取組を協議することが設置目的であるため、地域医療構想に反映させるべく地域医療構想の策定段階から設置し、構想区域における関係者の意見をまとめることとされており、地域医療構想調整会議の議事の具体的な内容については、都道府県において地域の実情に応じて定めることになるが、特に優先すべき議事については、<u>地域医療構想において定められた将来のあるべき医療提供体制を念頭に置いた上で、地域の医療機関の取組の進捗状況を確認し、関係者と事前に協議を行って決定すること</u>」とされています。

　各医療機関の病床機能の分化及び連携は自主的に取り組むことが前提とされていますので、地域医療構想調整会議では、その進捗状況の共有と構想区域単位での必要な調整を担うことになります。

　また、「地域医療構想策定ガイドライン」では、「各医療機関は自主的に、様々な病期の患者が入院している個々の病棟について、高度急性期機能から慢性期機能までの選択を行った上で、病棟単位で当該病床の機能に応じた患者の収れんのさせ方を検討することが望ましい」とされています（**図表1.8**）。

　つまり、自主的な報告により、各構想区域の大まかな目安を各医療機関で把握できるように「病床機能報告制度」は導入されたのです。そして、病床数の必要量と見比べながら、各医療機関が構想区域内で、自院の方向性について検

図表1.8

患者の収れんのさせ方（イメージ）

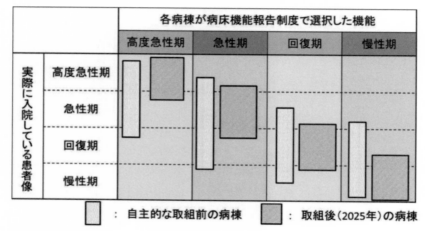

出所：地域医療構想策定ガイドライン

討し、やわらかく自主的に収れんしていこうというのが、地域医療構想を進め
ることになるのです。

1-6 経済財政運営と改革の基本方針 2017

【経済財政運営と改革の基本方針 2017（2017 年 6 月 9 日閣議決定）［抜粋］】

② 地域医療構想の実現、医療計画・介護保険事業計画の整合的な策定等

地域医療構想の実現に向けて地域ごとの「地域医療構想調整会議」での具体的議論を促進する。病床の役割分担を進めるためデータを国から提供し、個別の病院名や転換する病床数等の具体的対応方針の速やかな策定に向けて、2 年間程度で集中的な検討を促進する。これに向けて、介護施設や在宅医療等の提供体制の整備と整合的な慢性期機能の再編のための地域における議論の進め方を速やかに検討する。このような自主的な取組による病床の機能分化・連携が進まない場合には、都道府県知事がその役割を適切に発揮できるよう、権限の在り方について、速やかに関係審議会等において検討を進める。また、地域医療介護総合確保基金について、具体的な事業計画を策定した都道府県に対し、重点的に配分する。

地域医療構想における 2025 年の介護施設、在宅医療等の追加的必要量（30 万人程度）を踏まえ、都道府県、市町村が協議し整合的な整備目標・見込み量を立てる上での推計の考え方等を本年夏までに示す。

「経済財政運営と改革の基本方針 2017」（以下、「基本方針」という。）において、各都道府県で地域医療構想の達成に向けた具体的議論を促進することが求められました。

基本方針では、「地域医療構想の実現に向けて地域ごとの『地域医療構想調整会議』での具体的議論を促進する。病床の役割分担を進めるためデータを国から提供し、個別の病院名や転換する病床数等の具体的対応方針の速やかな策定に向けて、2 年間程度で集中的な検討を促進する」と示されています。

「個別の病院名や転換する病床数等の具体的対応方針」とは、それぞれの医

療機関の機能、役割等を共有しながら、将来を見据えて、個別の医療機関ごとにどういった機能、役割を担っていくのかということを地域医療構想調整会議において決定するということです。つまり各病院が各機能を適切に配分しながら地域の中で、それぞれの役割を果たしていくとことを目指すものです。

　都道府県が毎年度取りまとめる具体的対応方針には、地域医療構想調整会議で合意を得たすべての医療機関の「2025年を見据えた構想区域において担うべき医療機関としての役割」と「2025年に持つべき医療機能ごとの病床数」を含むことになっています。

　また、公立病院、公的医療機関等については、「新公立病院改革プラン」「公的医療機関等2025プラン」を策定し、2017（平成29）年度中に地域医療構想調整会議において協議することが求められました。

　公立病院・公的病院の改革が優先されているのは補助金や税の負担などについて手厚い優遇措置を受けているからです。公立病院では、自治体等の繰入金が毎年8,000億円近く投入されています。また、法人税等も非課税です。このような公立病院の役割が、優遇措置のない民間病院では担えない分野（へき地医療や救急、小児、周産期等の不採算部門等）に重点化されているかについて、地域医療構想調整会議で確認する必要があるのです（**図表1.9**）。ある構想区域で公的医療機関等と民間が競合した場合、公的医療機関は公的医療機関でなければ担えない医療に特化すべきであり、競合した場合は公的医療機関が引くべきだという強い意見も地域医療構想に関するワーキンググループにおいてありました。

図表1.9

新公立病院改革ガイドラインにおける公立病院に期待される主な機能

公立病院に期待される主な機能の具体例

①山間へき地・離島など民間医療機関の立地が困難な過疎地等における一般医療の提供
②救急・小児・周産期・災害・精神などの不採算・特殊部門に関わる医療の提供
③県立がんセンター、県立循環器病センター等地域の民間医療機関では限界のある高度・先進医療の提供
④研修の実施等を含む広域的な医師派遣の拠点としての機能

【新公立病院改革ガイドライン（平成27年3月）より抜粋】

第2 地方公共団体における新公立病院改革プランの策定
3 新改革プランの内容
（1）地域医療構想を踏まえた役割の明確化
　公立病院に期待される主な機能を具体的に例示すれば、①山間へき地・離島など民間医療機関の立地が困難な過疎地等における一般医療の提供、②救急・小児・周産期・災害・精神などの不採算・特殊部門に関わる医療の提供、③県立がんセンター、県立循環器病センター等地域の民間医療機関では限界のある高度・先進医療の提供、④研修の実施等を含む広域的な医師派遣の拠点としての機能などが挙げられる。
　前ガイドラインにおいても、改革を通じて、自らの公立病院の果たすべき役割を見直し、改めて明確化するべきことが強調されていたが、今般の公立病院改革は、民間病院を対象に含めた地域医療構想の実現に向けた取組と並行して行われるものであることから、必然的に、公立病院の役割を従来にも増して精査することとなる。

出所：第66回社会保障審議会医療部会　資料

1-7　病床機能転換の遅れ

　地域医療構想による 2025（令和 7）年の全国の病床必要量（必要病床数）について、高度急性期と急性期を足した病床数は 53.2 万床、回復期は 37.5 万床と推計されました。

　ところが、この数値に対して 2018 年度病床機能報告（2019 年 5 月時点暫定値）では、高度急性期と急性期の病床数が 2025 年に 72 万床になる見通しとなっています。回復期も 19 万 2 千床までしか増えていません。回復期が不足し、重症向け病床が過剰な状態となっています（**図表 1.10**）。

　病床機能報告制度を通じて各医療機関が報告する医療機能別の病床数は、地域医療構想において推計した 2025 年の病床の必要量（必要病床数）とは算定方法が異なり、同列で比較することはできませんが、それでも「急性期」から「回復期」への転換が遅れていると言えるでしょう。

図表1.10

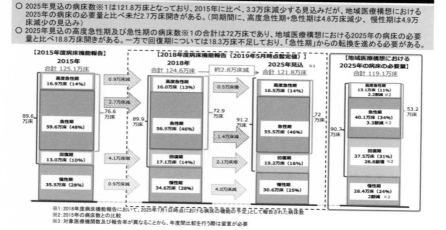

出所：第 32 回　社会保障ワーキング・グループ資料

　政府は医療費が高い重症者向けの急性期病床の比率を下げ、リハビリテーション等を施す回復期病床への切り替えを進めていますが、各地域では急性期ベッドの縮小や転換の必要性を認めながらも、病院の「急性期志向」には変化が見られず、新たな改革には踏み出すことができていないのが現状です。

1-8 経済財政運営と改革の基本方針 2019

【経済財政運営と改革の基本方針 2019（2019 年 6 月 21 日閣議決定）［抜粋］】

　2040 年に向けて人材不足等の新たな課題に対応するため、地域医療構想の実現に向けた取組、医師偏在対策、医療従事者の働き方改革を三位一体で推進し、総合的な医療提供体制改革を実施する。地域医療構想の実現に向け、全ての公立・公的医療機関等に係る具体的対応方針について、診療実績データの分析を行い、具体的対応方針の内容が、民間医療機関では担えない機能に重点化され、2025 年において達成すべき医療機能の再編、病床数等の適正化に沿ったものとなるよう、重点支援区域の設定を通じて国による助言や集中的な支援を行うとともに、適切な基準を新たに設定した上で原則として 2019 年度中（※）に対応方針の見直しを求める。民間医療機関についても、2025 年における地域医療構想の実現に沿ったものとなるよう対応方針の策定を改めて求めるとともに、地域医療構想調整会議における議論を促す。

※医療機関の再編統合を伴う場合については、遅くとも 2020 年秋ごろまで。

　「経済財政運営と改革の基本方針 2017」を受けて、具体的対応方針が各都道府県で取りまとめられました。

　しかし、地域医療構想調整会議での協議に対し、「具体的対応方針をつくる上で、ほとんど協議らしい協議は行われていない」、「現実的には調整が進んでいない地域がある」、「地域医療構想調整会議で議論された新公立病院改革プラン・公的医療機関等 2025 プランよりも首長の意向が優先されてしまう」といった問題点が指摘されています。

　その結果、「公立・公的医療機関等の具体的対応方針の集計結果」（**図表 1.11**）にあるように、公立・公的医療機関等の病床数を合計すると 2025 年に向けて病床数が増加となっており、現状の地域医療構想調整会議ではなかなか

図表 1.11

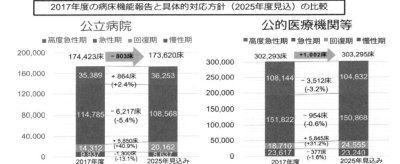

※1　具体的対応方針策定前の病床数として、2017年度病床機能報告を用いた。
※2　合意に至っていない公立病院・公的医療機関等の病床数は除いて集計。

出所：第23回地域医療構想に関するWG資料より一部抜粋

進まないのではないかという懸念があります。

　また、地域医療構想調整会議において、自区域の病床機能報告データのみで議論しているため、2025年の病床の必要量と病床機能報告の機能別の病床数との「数合わせ」に終始してしまい、改善点を見いだすことができない地域もあります。

　このように、構想区域単位の地域医療構想調整会議において議論が尽くせず現状追認になってしまっている可能性もあるため、2年間で合意に至った具体的対応方針の内容を検証する必要があります。

　厚生労働省は診療実績等の一定の指標を設定し、各構想区域の医療提供体制の現状について分析を行った上で、一定の基準に合致した場合は都道府県に対して、これまでの具体的対応方針に関する合意内容が真に地域医療構想の実現に沿ったものとなっているか、地域医療構想調整会議において改めて検証するよう要請することとしました。

　厚生労働省による分析方法は、これまで各構想区域で優先的に議論を進めて

きた公立・公的医療機関等の役割が、当該医療機関でなければ担えないものに重点化されているかを分析するものです。分析にあたっては、緊急性が高い急性心筋梗塞や脳卒中のような疾患と、必ずしも緊急性が高くはないがんのような疾患との違い等、疾患ごとの特性の違いを考慮しながら、分析項目ごとに個別に診療実績の分析を行うことになりました。また、構想区域内の公立・公的医療機関等と民間医療機関等との関係性のみならず、公立・公的医療機関等同士で役割の代替可能性がないかについても分析が行われました。

ただし、分析方法は、あくまで現状で把握可能なデータを用いる手法に留まるものであるため、分析結果が公立・公的医療機関等が将来に向けて担うべき役割や、それに必要な再編統合、ダウンサイジング等の方向性を機械的に決定するものではなく、各構想区域の人口推計、将来の医療需要の変化等と併せて、具体的対応方針を見直すことが適切であるとされました。

その具体的な分析方法は、各医療機関の診療実績に対して、Aとして「各分析項目について、診療実績が特に少ない」(以下、「診療実績が特に少ない」という。)、Bとして「各分析項目について、構想区域内に、一定数以上の診療実績を有する医療機関が2つ以上あり、かつ、お互いの所在地が近接している(以下、「類似かつ近接」という。)のいずれかの要件を満たす分析項目について「代替可能性がある」と分析しました(**図表1.12**)。

その上で、(A)「診療実績が特に少ない」の要件に9領域すべて該当している、または(B)「類似かつ近接」の要件に6領域すべて(人口100万人以上の構想区域を除く。)該当している公立・公的医療機関等を「再検証対象医療機関」と位置付けました(**図表1.13**)。

2019年9月26日に開催された「地域医療構想に関するワーキンググループ」において、「再検証対象医療機関」と位置付けた424の公立・公的等医療機関について「機能の再検証を求めるべきではないか」との方針が固められました。424病院の内訳は公立が257、公的が167でした。

厚生労働省は、424病院について病院名を公表し、具体的対応方針の再検証を要請しました。さらに、その再検証の結果については、地域医療構想調整会議において協議の上、2020年9月末までに結論を得るよう求めました。

図表 1.12

地域医療構想の実現に向けたさらなる取組について

○ 2019年年央までに各医療機関の診療実績データを分析し、公立・公的医療機関等の役割が当該医療機関でなければ担えないものに重点化されているか、合意された具体的対応方針を検証し、地域医療構想の実現に必要な協議を促進。

分析内容

　　分析項目ごとに診療実績等の一定の指標を設定し、当該医療機関でなければ担えないものに重点化されているか分析する。
　　重点化が不十分な場合、他の医療機関による代替可能性があるとする。
　　A　各分析項目について、診療実績が特に少ない。
　　B　各分析項目について、構想区域内に、一定数以上の診療実績を有する医療機関が2つ以上あり、かつ、お互いの所在地が近接している。

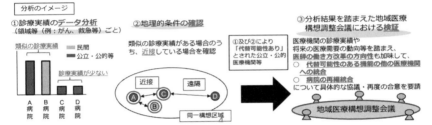

出所：第24回地域医療構想に関する WG 資料一部抜粋

図表 1.13

診療実績の分析と再検証の要請の流れ（イメージ）について

A)　「診療実績が特に少ない」の分析　(がん・心疾患・脳卒中・救急・小児・周産期・災害・へき地・研修・派遣機能の9領域)

　○　各医療機関が所在する構想区域の人口規模によって診療実績は影響を受けることから、構想区域を①「人口100万人以上」、②「人口50万人以上100万人未満」、③「人口20万人以上50万人未満」、④「人口10万人以上20万人未満」、⑤「人口10万人未満」の5つのグループに分けて、診療実績の分析を行う。

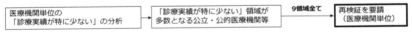

注) 人口100万人以上の構想区域も含む。

B)　「類似かつ近接」の分析　(がん・心疾患・脳卒中・救急・小児・周産期の6領域)

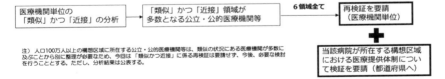

注) 人口100万人以上の構想区域に所在する公立・公的医療機関等は、類似の状況にある医療機関が多数に及ぶことから別に整理が必要なため、今回は「類似かつ近接」に係る再検証は要請せず、今後、必要な検討を行うこととする。ただし、分析結果は公表する。

出所：厚生労働省医政局「地域医療構想等における議論の現状」資料

　「424 病院リスト」の公表の後、データの入力漏れ等があったため、新たに約 20 施設が加わりました。個別の医療機関名については、9 月の公表が風評被害を招いた等として公表していませんが、逆に 7 施設は除外され、「再検証」の対象は約 440 施設となりました。

　公立病院は不便な地域や災害時等医療の「最後のとりで」の役割を担っていますが、多くは不採算で自治体の予算から赤字を補填している状態です。人口減で自治体の税収増が期待しにくいなか、いつまでも公費で補うのは限界があることから、厚生労働省は運営の効率化推進のため公立・公的病院の再編統合を急いでいます。

　また、医師不足と医師の過重労働も深刻化していることから、地域医療の担い手を増やすには、過酷な労働時間の解消等働き方改革も欠かせません。役割が重複する近隣の民間病院と統合すれば、同じ場所で働く医師が増え、勤務の交替等がしやすくなり医師の働き方改革も推進されると考えられています。

　厚生労働省は 2020 年 1 月 31 日、「経済財政運営と改革の基本方針 2019」において示された重点支援区域に宮城県、滋賀県、山口県にある計 5 つの区域を指定しました。選定されたのは宮城県の仙南区域と石巻・登米・気仙沼区域、滋賀県の湖北区域、山口県の柳井区域と萩区域の 5 つの区域です。5 区域からの申請を受けて厚生労働省が初めて選定しました。いずれも公立病院が含まれており、人口減少等で医療の需要の縮小が見込まれている区域です。これらの区域の病院機能の再編に向け、国による助言や集中的な支援が行われることになります。

　支援の内容は、地域の医療提供体制や再編統合を検討する医療機関に関するデータ分析及び関係者との意見調整の場の開催等の技術的支援と、地域医療介護総合確保基金の優先配分及び新たな病床ダウンサイジング支援を一層手厚く実施する等の財政的支援です。

　以下の事例を有する区域については、再編統合を進める上で論点が多岐にわたることが想定されるため、優先して「重点支援区域」に選定することとされました。なお、再検証対象医療機関が含まれる再編統合事例かどうかは、選定の優先順位に影響しないこととされています。

（参考） 地域医療構想に関する進捗のまとめ

年/月	地域医療構想実現への具体的な方策
2014/6	医療介護総合確保推進法施行
2014/10	病床機能報告制度スタート
2015/3	地域医療構想策定ガイドラインを策定
2017/3	全ての都道府県において地域医療構想（2025 年の４機能ごとの必要病床量等）を策定 〔新公立病院改革プラン（2017 年 3 月まで），公的医療機関等 2025 プラン（2017 年 12 月まで）の策定〕
2017/6	経済財政運営と改革の基本方針 2017 （地域医療構想調整会議において、地域医療構想の達成に向けた具体的議論促進を要請）
2019/6	経済財政運営と改革の基本方針 2019 （具体的対応方針の検証）
2019/9	公立・公的医療機関等の個別の診療実績データを公表 （再検証に係る具体的な対応・手法について、厚生労働省医政局「地域医療構想に関するワーキンググループ（WG）」にてとりまとめ）
2020/1	重点支援区域の設定スタート

① 複数設置主体による再編統合を検討する事例
② できる限り多数（少なくとも関係病院の総病床数 10％以上）の病床数を削減する統廃合を検討する事例
③ 異なる大学病院等から医師派遣を受けている医療機関の再編統合を検討する事例
④ 人口規模や関係者の多さ等から、より困難が予想される事例

1-9　病床再編の方向性

　厚生労働省は再編・縮小が必要な 424 病院の実名を公表し、病床数を再編・縮小しつつ急性期から回復期へと病床の機能を転換するよう進めてきました。

　ところが、コロナ禍でその議論は急速に下火となっています。

　新型コロナウイルス感染拡大により、全国の医療現場が緊迫する中で、厚生労働省は病床機能については 2019 年度中、再編については 2020 年秋としていた検討期限も事実上延長されている状況です。

　地域医療構想ワーキンググループにおいて、コロナ禍収束後の地域医療構想について改めて考えるべき次の 2 点が指摘されています。

　まず、医療提供体制を確保するために、平常時にも有事の際にも対応できるハード・ソフト両面の余力が必要であり、そのためには、平常時に余裕のある地域の医療提供体制を構築しておくべき。例えば病床数の一定の余裕、緊急時に対応できる医療機器等の備え等が必要ではないか。

　次に、具体的に今回の新型コロナウイルス感染症のような有事の際に対応する公立・公的医療機関と民間医療機関の事前の役割分担の明確化。これから、新型コロナウイルス感染症のような未知の感染症が次から次に起こってくる可能性が十分にあり、これを地域医療構想調整会議の議論の活性化の 1 つとして、このような体制のときにどうするのか、構想区域ごとに議論を詰めていくべきではないか。

　新型コロナウイルス感染症患者のためのベッドは足りていないと言われています。しかし、それは、機能分化や連携が進んでいなかったからだという考え方もあります。

　「厚労省の 2020 年 9 月末時点の調査では、全国で 20 床以上ある病院のうち、受け入れ実績があったのは 2 割だけだった。容体が急変しやすい急性期の治療を担う病院の受け入れ状況は数の少ない公立・公的病院の受け入れ率が過半を超えるのに対し、数の多い民間病院では 1 割強にとどまった。民間は経営への影響を恐れ、後ろ向きになりがちだ。また、病院の数

　が多すぎるため、専門的な治療のできる医師が分散し、人手のかかるコロ
　ナ治療に踏み切れないケースもあるという。人も設備も比較的そろった一
　部の病院に負荷が集中している。」（日本経済新聞より一部抜粋）

　新型コロナウイルス感染拡大により医療機関の収益は大幅に減少していま
す。医療機関の再編は、規模の経済を活用したコスト管理や手術件数の増加
等、収益性を高める効果が見込めます。近隣の医療機関は競合を避ければ共倒
れを防ぐ手段にもなります。

　新型コロナウイルス等感染症への備えで最も重要なのは、医療機関の連携の
強化です。病床の再編は、その第一歩になるのではないかとも言われていま
す。

（主な参考文献・引用文献）

1. 日本経済新聞
2. 「人口減少・地域消滅時代の自治体病院経営改革」伊関友伸　ぎょうせい　2019
3. 「地域医療構想をどう策定するか」松田晋哉　医学書院　2015
4. 「日本の医療政策と地域医療システム【第4版】」尾形裕也　日本医療企画　2018

Chapter 2

診療報酬で支える
医師の働き方改革

Chapter2 のポイント

　政府は、政策誘導という考え方から、診療報酬という金銭的なインセンティブを付けることによって医療機関全体を動かしています。2020（令和2）年度の診療報酬改定においても医師等の医療従事者の働き方改革を後押しする見直しがされています。内容はどんなものだったでしょうか。診療報酬というと難しいと思われがちですが、将来のあるべき姿に向けて、現状からどのように誘導し変えていくのかという政府の意図をご理解いただければと思います。

2-1　診療報酬改定と働き方改革

　2020（令和 2）年度診療報酬改定に際して、社会保障審議会医療保険部会及び医療部会において取りまとめられた「令和 2 年度診療報酬改定の基本方針」（以下、「基本方針」という。）では、「医療従事者の負担軽減、医師等の働き方改革の推進」、「患者・国民にとって身近であって、安心・安全で質の高い医療の実現」、「医療機能の分化・強化、連携と地域包括ケアシステムの推進」、「効率化・適正化を通じた制度の安定性・持続可能性の向上」を図ること等が基本的視点として示されました（**図表2.1**）。

　中でも特に重点課題として取り上げられている「医療従事者の負担軽減、医師等の働き方改革の推進」については、2040（令和 22）年の医療提供体制の展望を見据えた地域医療構想の実現に向けた取組、実効性のある医師偏在対策と一体的に推進する必要があります。

図表2.1

令和2年度診療報酬改定の基本方針（概要）

改定に当たっての基本認識

- ▶ 健康寿命の延伸、人生100年時代に向けた「全世代型社会保障」の実現
- ▶ 患者・国民に身近な医療の実現
- ▶ どこに住んでいても適切な医療を安心して受けられる社会の実現、医師等の働き方改革の推進
- ▶ 社会保障制度の安定性・持続可能性の確保、経済・財政との調和

改定の基本的視点と具体的方向性

1 医療従事者の負担軽減、医師等の働き方改革の推進【重点課題】	3 医療機能の分化・強化、連携と地域包括ケアシステムの推進
【具体的方向性の例】 ・医師等の長時間労働などの厳しい勤務環境を改善する取組の評価 ・地域医療の確保を図る観点から早急に対応が必要な救急医療体制等の評価 ・業務の効率化に資するICTの利活用の推進	【具体的方向性の例】 ・医療機能や患者の状態に応じた入院医療の評価 ・外来医療の機能分化 ・質の高い在宅医療・訪問看護の確保 ・地域包括ケアシステムの推進のための取組
2 患者・国民にとって身近であって、安心・安全で質の高い医療の実現	4 効率化・適正化を通じた制度の安定性・持続可能性の向上
【具体的方向性の例】 ・かかりつけ機能の評価 ・患者にとって必要な情報提供や相談支援、重症化予防の取組、治療と仕事の両立に資する取組等の推進 ・アウトカムにも着目した評価の推進 ・重点的な対応が求められる分野の適切な評価 ・口腔疾患の重症化予防、口腔機能低下への対応の充実、生活の質に配慮した歯科医療の推進 ・薬局の対物業務から対人業務への構造的な転換を推進するための所要の評価の重点化と適正化、院内薬剤師業務の評価 ・医療におけるICTの利活用	【具体的方向性の例】 ・後発医薬品やバイオ後続品の使用促進 ・費用対効果評価制度の活用 ・市場実勢価格を踏まえた適正な評価等 ・医療機能や患者の状態に応じた入院医療の評価（再掲） ・外来医療の機能分化、重症化予防の取組の推進（再掲） ・医師・院内薬剤師と薬局薬剤師の協働の取組による医薬品の適正使用の推進

出所：令和2年度診療報酬改定の概要資料（厚生労働省保険局医療課）

図表 2.2

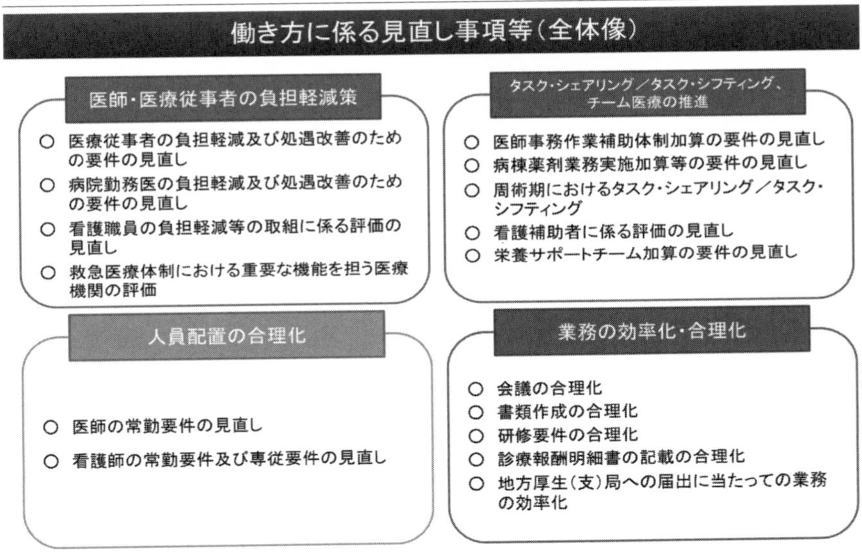

働き方に係る見直し事項等（全体像）

医師・医療従事者の負担軽減策
○ 医療従事者の負担軽減及び処遇改善のための要件の見直し
○ 病院勤務医の負担軽減及び処遇改善のための要件の見直し
○ 看護職員の負担軽減等の取組に係る評価の見直し
○ 救急医療体制における重要な機能を担う医療機関の評価

タスク・シェアリング／タスク・シフティング、チーム医療の推進
○ 医師事務作業補助体制加算の要件の見直し
○ 病棟薬剤業務実施加算等の要件の見直し
○ 周術期におけるタスク・シェアリング／タスク・シフティング
○ 看護補助者に係る評価の見直し
○ 栄養サポートチーム加算の要件の見直し

人員配置の合理化
○ 医師の常勤要件の見直し
○ 看護師の常勤要件及び専従要件の見直し

業務の効率化・合理化
○ 会議の合理化
○ 書類作成の合理化
○ 研修要件の合理化
○ 診療報酬明細書の記載の合理化
○ 地方厚生（支）局への届出に当たっての業務の効率化

出所：第 442 回中央社会保険医療協議会総会

　診療報酬においては、これまでもチーム医療の推進や医療従事者の勤務環境改善に関する取組が評価されてきました。2020（令和 2）年度診療報酬改定では、これらに加えて時間外労働の上限規制適用が開始される 2024 年 4 月を見据えて、「医師・医療従事者の負担軽減策」、「タスク・シェアリング/タスク・シフティング、チーム医療の推進」、「人員配置の合理化」、「業務の効率化・合理化」が「働き方に係る見直し事項等」として示されています（**図表 2.2**）。

2-2　外来医療の機能分化の推進（「定額負担」の徴収範囲拡大）

　「医師・医療従事者の負担軽減」の取組が 2020（令和 2）年度の診療報酬改定で手厚く評価されることになりましたが、勤務医の負担を軽減するためには患者のコンビニ受診を抑制し、身近な診療所や中小病院の「かかりつけ医」で受診するよう促すことも重要です。2020（令和 2）年度からは、外来医療の機能分化をさらに進めるため、紹介状なしで受診する場合の定額負担の対象となる病院を、<u>特定機能病院</u>※ 1 及び<u>地域医療支援病院</u>※ 2（一般病床 200 床未満を除く）としました（**図表 2.3**）。

　なお、<u>初診料等減算に係る対象病院</u>※ 3 についても、定額負担の対象病院と同様の取扱いがなされます。

　定額負担を課せば、初診患者はまず身近な診療所を利用する等、患者の行動を変えることが期待できます。

　紹介状を持たずに外来受診した際に初診で 5 千円以上の追加負担が必要になる大病院を増やすことで、軽症患者の来院が是正されれば、勤務医は重症患者等の治療に専念することが可能になります。医療の質の向上とともに医師の過重労働軽減にもつながることになるのです。

※ 1：特定機能病院

　　　医療施設機能の体系化の一環として、高度の医療の提供、高度の医療技術の開発及び高度の医療に関する研修を実施する能力等を備えた病院について、厚生労働大臣が個別に承認するもの。承認を受けている病院（平成 31 年 4 月 1 日現在）は 86 病院（大学病院本院 79 病院）。

※ 2：地域医療支援病院

　　　紹介患者に対する医療提供、医療機器等の共同利用の実施等を通じて、かかりつけ医、かかりつけ歯科医等を支援する能力を備え、地域医療の確保を図る病院として相応しい構造設備等を有するものについて、都道府県知事が個別に承認している。紹介患者中心の医療を提供していること、救急医療を提供できる施設であること等の要件が必要とされている。

※ 3：初診料等減算に係る対象病院

図表2.3

令和2年度診療報酬改定 Ⅲ－2 外来医療の機能分化 －①

外来医療の機能分化の推進

紹介状なしで一定規模以上の病院を受診した際の定額負担の対象範囲の拡大

➤外来医療の機能分化を推進する観点から、紹介状なしで一定規模以上の病院を受診した際の定額負担について、

(1) 紹介状なしで受診した患者から定額負担を徴収する責務がある医療機関の対象範囲を拡大する。

(2) 定額負担を徴収しなかった場合の事由について、報告を求める。

※(2)については、(1)以外の病院であって、特別の料金を徴収する医療機関も対象とする。

現行（対象病院）	改定後（対象病院）
特定機能病院及び許可病床数400床以上の地域医療支援病院	特定機能病院及び地域医療支援病院（一般病床200床未満を除く。）

［経過措置］自治体による条例制定が必要な公的医療機関については、条例を制定するまでの期間を考慮し、6か月間の経過措置を設ける。

紹介率等の低い病院に対する初診料等減算の対象範囲の拡大

➤紹介率や逆紹介率の低い病院に対する初診料等減算について、対象範囲を拡大する。

［算定要件］（初診料）
　特定機能病院及び地域医療支援病院（一般病床200床未満を除く。）であって、初診の患者に占める他の病院又は診療所等からの文書による紹介があるものの割合等が低いもの（紹介率の実績が50%未満かつ、逆紹介率の実績が50%未満）において、別に厚生労働大臣が定める患者（他の病院又は診療所からの文書による紹介がない患者（緊急その他やむを得ない事情があるものを除く。））に対して初診を行った場合には、注1の規定にかかわらず、214点を算定する。（外来診療料についても同様）
　［経過措置］令和2年9月30日までの経過措置を設ける。

出所：令和2年度診療報酬改定の概要資料（厚生労働省保険局医療課）

　　　初診の患者に占める他の病院又は診療所等からの文書による紹介があるものの割合等が低い場合において、他の病院又は診療所等からの文書による紹介がない患者（緊急その他やむを得ない事情があるものを除く。）に関する初診料等の減算規定の対象となる保険医療機関。

2-3　病院勤務医負担軽減の推進（地域医療体制確保加算）

　地域の救急医療体制に一定の実績を担う医療機関に対する評価では、適切な労務管理を実施することを前提として、「地域医療体制確保加算」が新設されました（**図表2.4**）。

　救急搬送件数が年間 2,000 件以上の病院が救急搬送患者全体の 71% を受け入れ、同じく 1,000 件以上の病院が救急搬送患者の 85% を受け入れています（**図表2.5**）。また、救急搬送件数が年間 2,000 件以上の二次救急病院※4 では、勤務医が極めて長時間の労働を強いられていると言われています（**図表2.6**）。

　今回の改定では、救急車の受入件数が多い（年間救急車等受入れ 2,000 台以上）大病院の入院料に 5,200 円を上乗せし、勤務医の負担軽減の原資に回すことを想定しています。このように過酷な勤務環境となっている救急医療体制の重要な機能を担う医療機関に対して、地域医療の確保を図る観点から手厚い評

図表2.4

令和2年度診療報酬改定 Ⅰ-1 地域医療の確保を図る観点から早急に対応が必要な救急医療体制等の評価 －①

地域の救急医療体制において重要な機能を担う医療機関に対する評価

➤地域医療の確保を図る観点から、過酷な勤務環境となっている、地域の救急医療体制において一定の実績を有する医療機関について、適切な労務管理等を実施することを前提として、入院医療の提供に係る評価を新設する。

（新）地域医療体制確保加算 520点（入院初日に限る）

[算定要件]　※ 消費税財源を活用した救急病院における勤務医の働き方改革への特例的な対応として新設（改定率0.08%、公費126億円分を充当）。

救急医療を提供する体制、病院勤務医の負担の軽減及び処遇の改善に対する体制その他の事項につき別に厚生労働大臣が定める施設基準に適合しているものとして地方厚生局長等に届け出た保険医療機関に入院している患者（第1節の入院基本料（特別入院基本料を除く。）又は第3節の特定入院料のうち、地域医療体制確保加算を算定できるものを現に算定している患者に限る。）について、当該基準に係る区分に従い、入院初日に限り所定点数に加算する。

[施設基準]
【救急医療に係る実績】
・ **救急用の自動車又は救急医療用ヘリコプターによる搬送件数が、年間で2,000件以上である（※1）**こと。
【病院勤務医の負担の軽減及び処遇の改善に資する体制】
・ 病院勤務医の勤務状況の把握とその改善の必要性等について提言するための責任者の配置
・ 病院勤務医の勤務時間及び当直を含めた夜間の勤務状況の把握
・ 多職種からなる役割分担推進のための委員会又は会議の設置
・ **「病院勤務医の負担の軽減及び処遇の改善に資する計画」（※2）の作成、定期的な評価及び見直し**
・ 病院勤務医の負担の軽減及び処遇の改善に関する取組事項の公開（当該保険医療機関内に掲示する等）

※1 診療報酬の対象とならない医療機関（B水準相当）のうち、搬送件数が2000件未満を対象として、地域医療介護総合確保基金において、地域医療に特別な役割があり、かつ過酷な勤務環境となっている医療機関について、医師の労働時間短縮のための体制整備に関する支援を行う。

※2「病院勤務医の負担の軽減及び処遇の改善に資する計画」の作成に当たっては、以下ア～キの項目を踏まえ検討し、必要な事項を記載すること。
ア 医師と医療関係職種、医療関係職種と事務職員等における役割分担の具体的内容
イ 勤務計画上、連続当直を行わない勤務体制の実施
ウ 勤務間インターバルの確保
エ 予定手術前日の当直や夜勤に対する配慮
オ 当直翌日の業務内容に対する配慮
カ 交替勤務制・複数主治医制の実施
キ 短時間正規雇用医師の活用

出所：令和2年度診療報酬改定の概要資料（厚生労働省保険局医療課）

図表 2.5

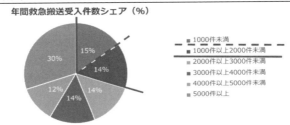

年間救急搬送受入件数のシェア

○ 年間2,000件以上救急搬送を受け入れている救急医療機関が、全体のおよそ71%の救急搬送を受入れている。
○ 年間1,000件以上では、およそ85%の救急搬送を受け入れている。

年間救急搬送受入件数シェア（%）

- 1000件未満
- 1000件以上2000件未満
- 2000件以上3000件未満
- 3000件以上4000件未満
- 4000件以上5000件未満
- 5000件以上

参考）救急搬送年間受入件数ごとの医療機関内訳

	年間救急搬送受入件数						計
	5,000件以上	4,000件以上5,000件未満	3,000件以上4,000件未満	2,000件以上3,000件未満	1,000件以上2,000件未満	1,000件未満	
二次救急医療機関	92	102	174	254	487	1,643	2,752
三次救急医療機関	129	40	46	44	26	20	305
その他の医療機関	3	0	3	11	31	1,444	1,492
計	224	142	223	309	544	3,107	4,549

※ 分析対象医療機関は、病床機能報告において（高度）急性期機能を1床以上有すると報告した全医療機関（出典）平成29年度病床機能報告

出所：第18回救急・災害医療提供体制等の在り方に関する検討会資料

価がなされたのです。

　加算点数を取得するためには、救急用の自動車又は救急医療用ヘリコプターによる搬送受入件数が年間で 2,000 件以上であることや「病院勤務医の負担の軽減及び処遇の改善に資する体制」の確保等の評価の基準（施設基準）を満たす必要があります。

　「病院勤務医の負担の軽減及び処遇の改善に資する計画」（**図表2.4 ※ 2**）については、タスク・シフティング/タスク・シェアリングの具体的内容や医師の健康確保のための取組等、7 項目すべての検討をしなければなりません。実践的な計画が求められており、医師の時間外労働規制に向けた準備開始のメッセージが込められていると言えます。

※ 4：二次救急病院

　　　　二次救急は入院治療を必要とする患者を対象とするものであり、病院群輪番制病院や共同利用型病院等が担当している。通常、入院や手術を必要として救急車で搬送されるのは、この二次救急指定病院で、24 時間体制がとられてい

図表2.6

二次救急医療機関における救急搬送受入件数ごとの勤務時間の違い

○ 年間救急搬送受入件数が2,000件以上の二次救急医療機関において、より受入件数の少ない二次救急医療
機関よりも長時間勤務（週60時間以上等）を行う医師の割合が大きい。

＜年間救急搬送受入件数別医師労働時間分布（三次救急を除く）＞

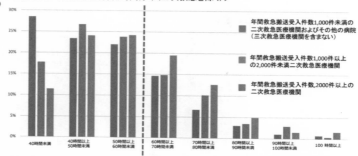

※1　勤務時間に関する出典：医師の勤務実態及び働き方の意向等に関する調査（平成28年度厚生労働科学特別研究「医師の勤務実態及び働き方の意向等に関する調査研究」研究班
※2　救急搬送受け入れ実績に関する出典：平成29年度病床機能報告

出所：第18回救急・災害医療提供体制等の在り方に関する検討会

　　る。一方、初期救急（一次救急）は入院を必要としない患者を対象とするもの
　であり、休日夜間急患センター等が担当している。三次救急は二次では対応で
　きない複数の診療科領域にわたる重篤な救急患者に対し、高度な医療を総合的
　に提供するものであり、救命救急センター等が担当している。

2-4　医療従事者の勤務環境改善の取組推進（総合入院体制加算等）

病院に勤務する医療従事者の勤務環境改善の取組が更に進むよう、総合入院体制加算の要件である「医療従事者の負担の軽減及び処遇の改善に資する計画」の内容及び項目数について見直しがなされました。

「医療従事者の負担の軽減及び処遇の改善に資する計画」の5項目に2項目（「特定行為研修修了者である看護師の複数名配置及び活用による医師の負担軽減」及び「院内助産又は助産師外来の開設による医師の負担軽減」）が追記され7項目となりました。この中から、最低3項目を計画に載せなければなりません。医師からのタスク・シフティングが強く求められています（**図表2.7**）。

また、医療従事者の勤務環境改善の取組推進を目的に、総合入院体制加算等の算定要件として、管理者によるマネジメントを推進する観点から、多職種からなる役割分担推進のための委員会又は会議において、年1回以上病院の管理者が出席することが求められました。医療従事者の勤務環境改善の取組に病院

図表 2.7

令和2年度診療報酬改定　Ⅰ－2 医師等の長時間労働などの厳しい勤務環境を改善する取組の評価 －②

医療従事者の勤務環境改善の取組の推進

「医療従事者の負担の軽減及び処遇の改善に関する計画」の見直し

➢医療従事者の勤務環境の改善に関する取組が推進されるよう、総合入院体制加算の要件である「医療従事者の負担の軽減及び処遇の改善に関する計画」の内容及び項目数を見直す。

現行	改定後
【総合入院体制加算】 ［施設基準］ 病院の医療従事者の負担軽減及び処遇の改善に資する体制として、次の体制を整備していること ア～ウ、オ（略） エ「医療従事者の負担の軽減及び処遇の改善に資する計画」には次に掲げる項目のうち少なくとも2項目以上を含んでいること。 （イ）外来診療時間の短縮、地域の他の保険医療機関との連携などの外来縮小の取組（許可病床数 400床以上の病院は必ず含むこと） （ロ）院内保育所の設置（夜間帯の保育や病児保育を含むことが望ましい） （ハ）医師事務作業補助者の配置による病院勤務医の事務作業の負担軽減 （ニ）病院勤務医の時間外・休日・深夜の対応の負担軽減及び処遇改善 （ホ）看護補助者の配置による看護職員の負担軽減	【総合入院体制加算】 ［施設基準］ 病院の医療従事者の負担軽減及び処遇の改善に資する体制として、次の体制を整備していること ア～ウ、オ（略） エ「医療従事者の負担の軽減及び処遇の改善に資する計画」には次に掲げる項目のうち少なくとも3項目以上を含んでいること。 （イ）外来診療時間の短縮、地域の他の保険医療機関との連携などの外来縮小の取組（許可病床数 400床以上の病院は必ず含むこと） （ロ）院内保育所の設置（夜間帯の保育や病児保育を含むことが望ましい） （ハ）医師事務作業補助者の配置による医師の事務作業の負担軽減 （ニ）医師の時間外・休日・深夜の対応の負担軽減及び処遇改善 （ホ）特定行為研修修了者である看護師の複数名配置及び活用による医師の負担軽減 （ヘ）院内助産又は助産師外来の開設による医師の負担軽減 （ト）看護補助者の配置による看護職員の負担軽減

出所：令和２年度診療報酬改定の概要資料（厚生労働省保険局医療課）

図表2.8

令和2年度診療報酬改定 I－2 医師等の長時間労働などの厳しい勤務環境を改善する取組の評価 －②

医療従事者の勤務環境改善の取組の推進

多職種からなる役割分担推進のための委員会等の見直し

➤ 管理者によるマネジメントを推進する観点から、総合入院体制加算等における「多職種からなる
役割分担推進のための委員会・会議」について、管理者の年1回以上の出席を要件とする。

| 改定後 | 【総合入院体制加算】［施設基準］
　当該保険医療機関内に、多職種からなる役割分担推進のための委員会又は会議を設置し、「医療従事者の負担の軽減及び処遇の改善に資する計画」を作成すること。当該委員会等は、当該計画の達成状況の評価を行う際、その他適宜必要に応じて開催していること。**また、当該委員会等において、当該保険医療機関の管理者が年1回以上出席すること。** | ※医師事務作業補助体制加算、処置及び手術の
・休日加算1
・時間外加算1
・深夜加算1についても同様 |

┌ 総合入院体制加算とは ┄┄┄┄┄┄┄┄┄┄┄┄┄┄┄┄┄┄┄┄┄
十分な人員配置及び設備等を備え総合的かつ専門的な急性期医療を24時間提供できる体制及び病院勤務医の負担の軽減及び処遇の改善に資する体制等を評価した加算。
加算点数は、総合入院体制加算1⇒240点、総合入院体制加算2⇒180点、総合入院体制加算3⇒120点
（いずれも1日につき）とされている。

出所：令和2年度診療報酬改定の概要資料（厚生労働省保険局医療課）一部改変

長が直接関与することが求められています（**図表2.8**）。

2-5　医師事務作業補助体制加算の評価の充実

　勤務医の負担軽減を目的として 2008（平成 20）年度の診療報酬改定で新設された「医師事務作業補助体制加算」は、2018 年度改定に続き、2020 年度の改定においても、対象病棟の範囲拡大と点数の引上げが行われました（**図表 2.9**）。

　届出病床数に対して何人医師事務作業補助者を配置しているかで、入院初日に加算できる点数が異なり（届出による）、多く配置すればするほど、その点数は高くなります。「医師事務作業補助者」の配置は、例えば 15 対 1 補助体制加算の場合は 15 床ごとに 1 名以上、20 対 1 補助体制加算の場合は 20 床ごとに 1 名以上、25 対 1 補助体制加算の場合は 25 床ごとに 1 名以上、30 対 1 補助体制加算の場合は 30 床ごとに 1 名以上配置することが必要です。

　なお、医師事務作業補助者が実際に勤務する場所については、業務として医

図表 2.9

令和2年度診療報酬改定 Ⅰ－3 タスク・シェアリング／タスク・シフティングのためのチーム医療等の推進 －①

医師事務作業補助体制加算の評価の充実

医師事務作業補助者の配置に係る評価の充実

➤医師の働き方改革を推進し、質の高い診療を提供する観点から、医師事務作業補助体制加算について、評価を充実する。

現行		改定後	
医師事務作業補助者の配置	点数（加算1／加算2）	医師事務作業補助者の配置	点数（加算1／加算2）
15対1	920点／860点	15対1	970点／910点
20対1	708点／660点	20対1	758点／710点
25対1	580点／540点	25対1	630点／590点
30対1	495点／460点	30対1	545点／510点
40対1	405点／380点	40対1	455点／430点
50対1	325点／305点	50対1	375点／355点
75対1	245点／230点	75対1	295点／280点
100対1	198点／188点	100対1	248点／238点

➤医師事務作業補助体制加算について、算定が可能な病棟等を拡大する。

改定後
【新たに算定が可能となる入院料】 回復期リハビリテーション病棟入院料（療養病棟）、地域包括ケア病棟入院料／入院医療管理料（療養病棟）、精神科急性期治療病棟入院料2（50対1から100対1に限り算定が可能となる入院料） 結核病棟入院基本料、有床診療所入院基本料、有床診療所療養病床入院基本料、特殊疾患病棟入院料、児童・思春期精神科入院医療管理料、精神療養病棟入院料、認知症治療病棟入院料、地域移行機能強化病棟入院料

出所：令和2年度診療報酬改定の概要資料（厚生労働省保険局医療課）

師の指示に基づく医師の事務作業補助を行う限り問わないことから、外来における事務補助や診断書作成のための部屋等における勤務も可能であるとされています。

　具体的な業務は、医療文書の作成（下書き）、電子カルテ・オーダリングシステム・救急医療情報システムへの入力、診療録・伝票の記載、会議や学会・研究会のための資料作成の準備作業等、医師の指示の下で行う業務が該当します。

　それらの業務を医療事務作業補助者が担うことで、その分、医師が患者の回診や治療方針の検討に充てる時間を確保することができます。

　2008（平成 20）年度の診療報酬改定で新設されてから、多くの医療機関では医師からの要望で診療報酬の加算を原資にして、新たに医師事務作業補助者を採用するケースが増えました。医療機関内で一定の研修を行えば医師事務作業補助者としての届出が可能です。

　ただし、業務委託の場合は、医師の指示の下に該当しませんので職員として直接雇用するか、もしくは派遣職員を雇用するかどちらかにしなければ、加算点数は取得できません。

　特に、配置場所で多いのは外来の診療補助などです。次回の診察や検査の案内等の業務に携わっています。

　外来の受付業務は医師事務作業補助者の業務に該当しませんので、受付周りは業務委託、診療補助業務は職員や派遣という役割分担を行っている医療機関が多くあります。

　しかし、課題もあります。医師事務作業補助者は、医師の指示の下で業務を行わなければなりませんが、外来の業務が終われば、医師は病棟や手術室へ向かいます。そうすると、診療補助業務を行う医師事務作業補助者は、外来に取り残されることになり、指示命令系統が遮断されてしまいます。その後、誰かがフォローして管理しなければなりません。特に、大きな医療機関であるほど組織が複雑になることから、しっかりと医師事務作業補助者をマネジメントできる体制が整っていない場合が多く見受けられます。

Chapter 3

医師不足への対応

Chapter3 のポイント

　医療法及び医師法の一部を改正する法律が、2018（平成30）年7月25日に公布され、都道府県に医療計画の一部となる「医師確保計画」の策定が義務付けられるとともに、臨床研修病院の指定権限や研修医定員の決定権限が都道府県へ移譲されました。

　これにより都道府県は、厚労省が策定した「医師確保計画」作成のための指針（ガイドライン）に基づいて、2036年を目標年とする医師確保計画を2019年度中に作成し、2020年度から実施しています。

　医師確保計画の1つの柱が医師養成課程を通じた地域における医師確保です。

　大学医学部の地域枠を活用した入試制度、各都道府県の臨床研修医の採用枠上限数の設定や募集定員の倍率縮小、専門研修における都道府県別・診療科別の採用上限数の設定（シーリング）等、医師養成課程を通じて行われています。

　医師の偏在対策は、「地域医療構想」や「医師の働き方改革」の進捗状況に影響を受けながら進められることになります。

42

3-1 医師の偏在対策

2018年7月25日に公布された「医療法及び医師法の一部を改正する法律」は、都道府県が地域医療構想等の医療政策と整合的に、地域の医療ニーズを踏まえた医師偏在対策を実施するための仕組みの構築を目的としています（図表3.1）。

具体的には、医師偏在指標という新たな「物差し」を導入し、都道府県の権限拡大により医師不足の地域（医師少数区域）へ医師の配置を促すことで、医師の偏在を是正しようとするものです。

国会審議において、「医師偏在対策は大学医学部における医師養成段階から実施すべきものであることから、厚生労働省と文部科学省が連携して具体的施策を検討し、実施すること」といった附帯決議がなされています。

医師養成段階からの医師偏在対策は大きく分けると3つあります。大学医学部の地域枠の設定、臨床研修制度における地域偏在対策、専門医制度における地域・診療科偏在対策です（図表3.2）。

図表3.1

医療法及び医師法の一部を改正する法律の概要

改正の趣旨

地域間の医師偏在の解消等を通じ、地域における医療提供体制を確保するため、都道府県の医療計画における医師の確保に関する事項の策定、臨床研修病院の指定権限及び研修医定員の決定権限の都道府県への移譲等の措置を講ずる。

改正の概要

1. 医師少数区域等で勤務した医師を評価する制度の創設【医療法】
   医師少数区域等における一定期間の勤務経験を通じた地域医療への知見を有する医師を厚生労働大臣が評価・認定する制度の創設や、当該認定を受けた医師を一定の病院の管理者として評価する仕組みの創設
2. 都道府県における医師確保対策の実施体制の強化【医療法】
   都道府県においてPDCAサイクルに基づく実効的な医師確保対策を進めるための「医師確保計画」の策定、都道府県と大学、医師会等が必ず連携すること等を目的とした「地域医療対策協議会」の機能強化、効果的な医師の配置調整等のための地域医療支援事務の見直し 等
3. 医師養成過程を通じた医師確保対策の充実【医療法、医師法】
   医師確保計画との整合性の確保の観点から医師養成過程を次のとおり見直し、各過程における医師確保対策を充実
   ・医学部：都道府県知事から大学に対する地域枠・地元出身入学者枠の設定・拡充の要請権限の創設
   ・臨床研修：臨床研修病院の指定、研修医の募集定員の設定権限の国から都道府県への移譲
   ・専門研修：国から日本専門医機構等に対し、必要な研修機会を確保するよう要請する権限の創設
   　　　　　都道府県の意見を聴いた上で、国から日本専門医機構等に対し、地域医療の観点から必要な措置の実施を意見する仕組みの創設 等
4. 地域の外来医療機能の偏在・不足への対応【医療法】
   外来医療機能の偏在・不足等の情報を可視化するため、二次医療圏を基本とする区域ごとに外来医療関係者による協議の場を設け、夜間救急体制の連携構築など地域における外来医療機関の機能分化・連携の方針と併せて協議・公表する仕組みの創設
5. その他【医療法等】
   ・地域医療構想の達成を図るための、医療機関の開設や増床に係る都道府県知事の権限の追加
   ・健康保険法等について所要の規定の整備 等

施行期日

2019年4月1日。（ただし、2のうち地域医療対策協議会及び地域医療支援事務に係る事項、3のうち専門研修に係る事項並びに5の事項は公布日、1の事項及び3のうち臨床研修に係る事項は2020年4月1日から施行。）

図表3.2

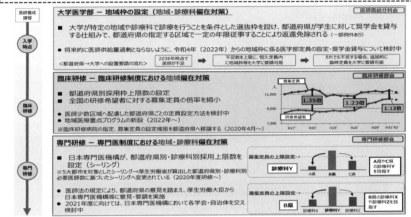

出所：第33回医師需給分科会資料

　大学医学部の地域枠の設定については、大学が特定の地域や診療科で診療を行うことを条件とした選抜枠を設け、都道府県が学生に対して奨学金を貸与する仕組みで、都道府県の指定する区域で一定の年限従事することにより返還免除されるという制度です。

　臨床研修制度における地域偏在対策については、都道府県別採用枠上限数の設定と全国の研修希望者に対する募集定員の段階的な倍率の縮小です。

　専門医制度における地域・診療科偏在対策ですが、日本専門医機構が都道府県別・診療科別採用上限数を設定、いわゆるシーリングというものを行っています。

　現在、2025年の地域医療構想の実現に向けて、公立・公的医療機関等について具体的対応方針の策定が進められており、医療機関の統合・再編等へ進展することが見込まれています。地域でどのくらいの医師の確保を行うべきかについては、こうした医療機関の統合・再編等の方針によっても左右されます。

　また、医師に対する時間外労働の上限規制については、2024年度から適用

44

図表 3.3

地域医療構想と医師の働き方改革との関連

地域医療構想

地域における医師の確保は、医療機関の統合・再編等の方針によって左右されることから、医師確保対策を実施するに当たっては、地域医療構想の推進に係る医療機関ごとの具体的対応方針に留意することが必要。

医師偏在対策

医師の働き方改革

マクロ医師需給推計は、医師の働き方改革の内容を踏まえ、再度推計を行うこととする。この新たな推計を踏まえて、医師養成数の増減を伴う長期的な医師偏在対策について検討を行う。また、2024年度から、医師に対する時間外労働規制が適用される。医師の働き方改革の実現に向け、地域において医師を確保することは喫緊の課題であり、医師確保対策の早急な着手が必要。

地域医療構想と医師の働き方改革と医師偏在対策は三位一体で進めることが重要

出所：医師需給分科会第４次中間取りまとめの概要資料より筆者作成

される予定であるため、各地域において医師を確保することは喫緊の課題です。

　特に、地域医療の観点から必須とされる機能を果たすために、やむなく長時間労働となる医療機関については、1,860時間という残業時間の上限水準が暫定的に設定されることになりました。医師少数区域等に属する医療機関が、この水準を達成するには、医師の勤務時間の大幅な短縮が必要です。そのためには集中的に医師の確保を行う等の対応が求められます。

　このように、「地域医療構想」と「医師の働き方改革」の進行状況により、医師をどこの地域に、いつまでに、どの診療科に何人必要とされるのかを予測した上で、医師の養成段階から医師の確保を行う必要がありますので、医師偏在対策はとても重要なカギを握っていると言えます（**図表3.3**）。

3-2 医師需給の経緯

　医師の需給に関するこれまでの経緯です。1970（昭和45）年に「最小限必要な医師数を人口10万人対150人とする」という政府の方向性が示され、1973（昭和48）年には「一県一医大構想」が、閣議決定された「経済社会基本計画」に盛り込まれました。これを受けて、1981（昭和56）年に琉球大学医学部が開設されたことで、一県一医大構想が実現し、その後、人口10万人対150人の医師数の目標は1983（昭和58）年に達成されることになりました。

　しかし、医学部を一県一医大にしたことで、将来の医師過剰の可能性が指摘されるようになり、1982（昭和57）年には「医師については、全体として過剰を招かないように配意し、適正な水準となるよう合理的な養成計画の確立について政府部内において検討を進める」ことが閣議決定され、医師の新規参入を最小限10%程度削減することになりました。この方針に基づいて、医学部入学定員の削減が長く行われたため、入学定員は減少から横ばいの状態が長く続きました。

　ところが、2006（平成18）年に入ると、医師不足が社会的に取り上げられるようになり、勤務医の過重労働が話題になりました。

　こうした事態に対して、医師不足県における医師養成数の暫定的な調整等を容認するという方向性が示され、「新医師確保総合対策」・「緊急医師確保対策」が取りまとめられ、医学部定員の増加に向けて政策は大きく転換しました。

　2008（平成20）年6月に発表された「経済財政改革の基本方針（骨太の方針）2008」の中で医学部定員を「早急に過去最大程度まで増員する」ことが盛り込まれたことを受けて、文部科学省は、各大学が地域医療貢献策を講ずること等を前提に、2009（平成21）年度の増員を受け付けることを決めました。その結果、2009（平成21）年度の医学部入学定員は過去最大の8,486人まで増員されることになりました（**図表3.4**）。

　2010（平成22）年には、都道府県の地域医療再生計画に基づいて、地域医療に従事する明確な意思を持った学生に対して奨学金を給付する地域枠の制度が

図表3.4

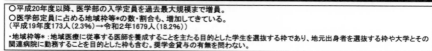

医学部入学定員と地域枠の年次推移

○平成20年度以降、医学部の入学定員を過去最大規模まで増員。
○医学部定員に占める地域枠等*の数・割合も、増加してきている。
（平成19年度173人（2.3％）→令和2年度1679人（18.2％））
・地域枠等*：地域医療に従事する医師を養成することを主たる目的とした学生を選抜する枠であり、地元出身者を選抜する枠や大学とその関連病院に勤務することを目的とした枠も含む。奨学金貸与の有無を問わない。

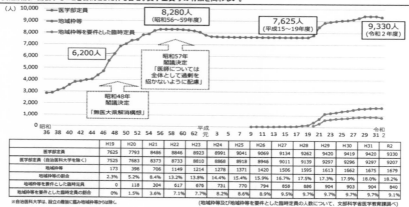

	H19	H20	H21	H22	H23	H24	H25	H26	H27	H28	H29	H30	H31	R2
医学部定員	7625	7793	8486	8846	8923	8991	9041	9069	9134	9262	9420	9419	9420	9330
医学部定員（自治医科大学を除く）	7525	7683	8373	8733	8810	8868	8918	8946	9011	9139	9297	9296	9297	9207
地域枠定員	173	398	706	1149	1214	1278	1371	1420	1506	1595	1613	1662	1675	1679
地域枠等の割合	2.3%	5.2%	8.4%	13.2%	13.8%	14.4%	15.4%	15.9%	16.7%	17.5%	17.3%	17.9%	18.0%	18.2%
地域枠等を要件とした臨時定員	0	118	304	617	676	731	770	794	858	886	904	903	904	840
地域枠等を要件とした臨時定員の割合	0%	1.5%	3.6%	7.1%	7.7%	8.2%	8.6%	8.9%	9.5%	9.7%	9.7%	9.7%	9.7%	9.1%

※自治医科大学は、設立の趣旨に鑑み地域枠等からは除く。
（地域枠等及び地域枠等を要件とした臨時定員の人数について、文部科学省医学教育課調べ）

出所：第34回医師需給分科会資料

開始されました。

　これにより、医学部定員のうち地域枠の人数は、2007（平成19年）度は173人（2.3％）でしたが、2016（平成28）年は1,595人（17.5％）と大幅に増加することとなりました。

　こうした医師養成数の増加傾向に対して2016年6月に報告された「医師需給分科会第1次中間取りまとめ」では、一定のマクロ需給推計により、あと約8年で医師需給が全国的に均衡することを踏まえると、既に現時点で将来的な供給過剰が見込まれているという見解でした。

　「経済財政運営と改革の基本方針2018～少子高齢化の克服による持続的な成長経路の実現～」（2018年6月15日）閣議決定においても、「2020年度、2021年度については、2019年度の医学部定員を超えない範囲で、その必要性を慎重に精査しつつ、暫定的に現状の医学部定員を概ね維持する。2022年度以降については、定期的に医師需給推計を行った上で、働き方改革や医師偏在の状

図表 3.5

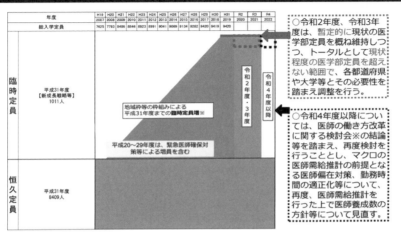

出所：第34回医師需給分科会資料

況等に配慮しつつ、将来的な医学部定員の減員に向けて、医師養成数の方針について検討する。また、医師の働き方改革について、地域医療の提供への影響等を検証しながら検討を進める。」として、医師の増員については慎重な考え方が示されています（**図表3.5**）。

図表 3.6　医師需給に関するこれまでの経緯

年	施策の要点
1970（昭和 45）年	「医師数を人口 10 万人対 150 人とし、医科大学の入学定員を約 6,000 人に引き上げる必要がある。」
1973（昭和 48）年〜 1981（昭和 56）年	「一県一医大構想」（経済社会基本計画）
1983（昭和 58）年	「人口 10 万人対 150 人」の目標医師数が達成
1986（昭和 61）年	「医師の新規参入を最小限 10% 程度削減する必要がある。」（将来の医師需給に関する検討委員会最終意見）
2006（平成 18）年	「未だ医師が不足している県の大学医学部に対して、定員の暫定的な調整を。」（医師の需給に関する検討会報告書）→「新医師確保総合対策」「緊急医師確保対策」
2008（平成 20）年	「早急に過去最大程度まで増員するとともに、さらに今後の必要な医師養成について検討する。」（経済財政改革の基本方針 2008）
2009（平成 21）年	「地域間、診療科間、病院・診療所間の医師偏在の是正を。」（経済財政改革の基本方針 2009）
2010（平成 22）年	「地域枠」制度開始。「医師養成数の増加を。」→「新成長戦略」
2016（平成 28）年	「マクロ需給推計では将来的に供給過剰。」（医師需給分科会第 1 次取りまとめ）
2018（平成 30）年	「将来的な医学部定員の減員に向け、医師養成数の方針について検討する。」（経済財政運営と改革の基本方針 2018）

出所：医療従事者の需給に関する検討会 第 34 回 医師需給分科会 資料一部改変

3-3　医師臨床研修制度の変遷

　1948（昭和 23）年インターン制度が開始（国家試験の受験資格を得るために必要な課程）されましたが、インターン生の身分・処遇が不明確、指導体制が不十分という問題点があり、1968（昭和 43）年に医師免許取得後 2 年以上の努力義務である臨床研修制度が創設されました。

　9 割近い医師が臨床研修を受けていましたが、研修医の 4 割は出身大学で、専門の診療科に偏った研修が行われていたため、プライマリ・ケアの基本的な診療能力の修得が不十分でした。また、処遇の確保等も整っていなかったために研修医はアルバイトによる生計維持を余儀なくされていました。そのため、2004（平成 16）年度に医師法の改正により新制度の臨床研修制度が導入されて、臨床研修は必修になりました（**図表 3.7**）。

　2004（平成 16）年度に導入された医師臨床研修制度では、診療に従事しようとする医師が基本的な診療能力を身に付けられるように、指定を受けた臨床研修病院や大学病院で、必ず 2 年以上の臨床研修を受けることが義務付けられました。しかし、新制度の導入により研修医の基本的な診療能力の向上がみられる一方で、受入病院の指導体制等に格差が生じることになりました。

　また、研修医が全国の研修病院を自由に選択できるように、研修希望医師と研修病院の希望をマッチングできる仕組みが導入されましたが、募集定員が研修希望者の 1.3 倍を超える規模まで拡大したことにより、研修医が都市部に集中し、地域における医師不足問題が顕在化した結果、大学病院の医師派遣機能が低下しました。

　このため、2010（平成 22）年度の臨床研修制度の見直しでは、研修医の地域的な適正配置を誘導するための都道府県別募集定員の上限設定と、受入病院の指導体制等の格差是正のために基幹型臨床研修病院の指定基準の強化（年間入院患者数 3,000 人以上の設定）が行われました。

　5 年後の 2015（平成 27）年度の臨床研修制度の見直しでは、研修希望者に対する募集定員の倍率の縮小、都道府県が上限の範囲内で各病院の募集定員を調

図表 3.7

臨床研修制度の概要

1. 医学教育と臨床研修
   ○ 法に基づく臨床研修（医師法第十六条の二）
     診療に従事しようとする医師は、二年以上、医学部を置く大学に附属する病院又は
   厚生労働大臣の指定する病院において、臨床研修を受けなければならない。

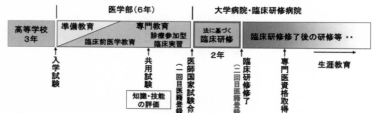

2. 臨床研修の基本理念（医師法第十六条の二第一項に規定する臨床研修に関する省令）
     臨床研修は、医師が、医師としての人格をかん養し、将来専門とする分野にかかわらず、医学及び
   医療の果たすべき社会的役割を認識しつつ、一般的な診療において頻繁に関わる負傷又は疾病に適切に対
   応できるよう、基本的な診療能力を身に付けることのできるものでなければならない。

出所：医道審議会　医師分科会　医師臨床研修部会　報告書　資料

整できる枠の追加等が行われました。

3-4 令和2年度の臨床研修制度の見直し

　2018（平成30）年7月25日に医療法及び医師法の一部を改正する法律（以下、「改正法」という。）が公布されたことにともない、都道府県は臨床研修病院を指定することや、厚生労働大臣が定める都道府県ごとの研修医の定員の範囲内で、各臨床研修病院の定員設定ができるようになりました（2020年4月1日施行）。

　従来は、大学病院であれば、そのまま臨床研修病院と同様の取扱いをされることになっていましたが、改正法による施行後においては、他の病院と同様に都道府県知事の指定を受けなければなりません。

　また、2010（平成22）年度の臨床研修制度の見直しでは、研修プログラムの弾力化が行われましたが、2020（令和2）年度からの研修プログラムは一般的な診療に適切に対応できる基本的な診療能力を身に付けるために、内科、外科、小児科、産婦人科、精神科、救急、地域医療を必修分野としました。原則として、内科では24週以上、救急部門では12週以上、外科、小児科、産婦人科、精神科及び地域医療ではそれぞれ4週以上の研修を行うことが必要です（**図表3.8**）。

　「募集定員倍率」については、2020年度以降も1.1倍に維持した場合は、大都市圏の都府県とそれ以外の道県の採用実績の割合はほぼ横ばいの見込みとなります。地域医療を確保する観点から臨床研修医の都市部への集中を更に抑制するために、前年度採用者数の保障を行った上で、臨床研修病院の募集定員倍率を2025（令和7）年度に1.05倍となるよう更に圧縮させることで、全体として、大都市圏の都府県の募集定員を圧縮し、それ以外の道県の募集定員を確保する方向です（**図表3.9**）。

　また、これまでは国が過去の受入実績等による設定を行っていたために、地域の必要数と募集定員数にかい離がある場合がありましたが、地域の実情をより把握している都道府県が必要数に応じた募集定員を設定することで、地域で必要なマッチ者数を確保することが可能になります。

図表3.8

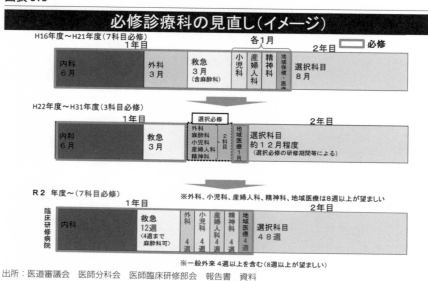

必修診療科の見直し（イメージ）

H16年度～H21年度（7科目必修）

1年目			各1月				2年目 ☐必修
内科 6月		外科 3月	救急 3月（含麻酔科）	小児科	産婦人科	精神科	地域保健・医療	選択科目 8月

H22年度～H31年度（3科目必修）

1年目		選択必修 外科 麻酔科 小児科 産婦人科 精神科	地域医療	2年目
内科 6月	救急 3月			選択科目 約12月程度（選択必修の研修期間等による）

R2 年度～（7科目必修）

※外科、小児科、産婦人科、精神科、地域医療は8週以上が望ましい

1年目		外科 4週	小児科 4週	産婦人科 4週	精神科 4週	地域医療 4週	2年目
臨床研修病院 内科	救急 12週〈4週まで麻酔科可〉						選択科目 48週

※一般外来4週以上を含む（8週以上が望ましい）

出所：医道審議会　医師分科会　医師臨床研修部会　報告書　資料

図表3.9

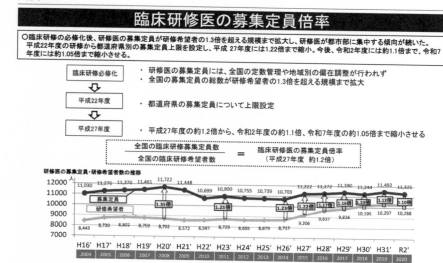

臨床研修医の募集定員倍率

○臨床研修の必修化後、研修医の募集定員が研修希望者の1.3倍を超える規模まで拡大し、研修医が都市部に集中する傾向が続いた。平成22年度の研修から都道府県別の募集定員上限を設定し、平成27年度には1.22倍まで縮小。今後、令和2年度には約1.1倍まで、令和7年度には約1.05倍まで縮小させる。

臨床研修必修化 → 平成22年度 → 平成27年度

・研修医の募集定員には、全国の定数管理や地域別の偏在調整が行われず
・全国の募集定員の総数が研修希望者の1.3倍を超える規模まで拡大
・都道府県の募集定員について上限設定
・平成27年度の約1.2倍から、令和2年度の約1.1倍、令和7年度の約1.05倍まで縮小させる

$$\frac{全国の臨床研修募集定員数}{全国の臨床研修希望者数} = 臨床研修医の募集定員倍率（平成27年度　約1.2倍）$$

出所：令和元年度　第3回医道審議会　医師分科会　医師臨床研修部会　資料

　従前の臨床研修の選考制度では、地域枠学生も一般枠学生と同様に、マッチングに参加して病院を決定していました。この仕組みでは、地域枠の医師は診療義務が課せられた地域で勤務できない可能性があります。地域枠の医師が診療義務を課せられた地域で適切に勤務できるよう、地域枠や地元出身者等に対する臨床研修の選考については、地域枠の一定割合を上限としつつ、一般のマッチングとは分けて実施することになりました。

3-5　新専門医制度とは

　初期臨床研修修了後は、後期研修医として初期研修を行った病院、または他病院で専門医の資格を目指すのが通例でした。これまで、専門医制度は、各学会が独自で制度設計をして専門医を認定してきました。

　しかしながら、学会専門医制度が乱立したことで、「専門医の質の低下への懸念が生じている」、「患者さんに"専門医"が必ずしも理解されておらず、受診の指標になっていない」等の意見が上がりました。このため厚生労働省では、制度の抜本的な見直しを図るため 2011（平成 23）年 10 月、「専門医の在り方に関する検討会」を設置し、専門医の質を担保できる制度、患者に信頼され、受診の良い指針になる制度、「プロフェッショナル集団としての医師」が誇りと責任を持ち、患者の視点に立ち自律的に運営する制度を目指して議論を重ね、2018 年度から新専門医制度が導入されました。

　新専門医制度は、基本領域（19 領域）とサブスペシャルティ領域（29 領域）の二段階制が基本です（**図表 3.10**）。今後の急速な高齢化に伴い、複数疾患を有する高齢者等にとっては、複数の従来の領域別専門医による診療よりも総合的な診療能力を有する医師による診療の方が適切な場合もあることから、総合的な診療能力を有する医師を「総合診療医」として基本領域の 1 つに位置付けました。

　また、専門医の認定は従来の各学会に代わり、中立的な第三者機関である「日本専門医機構」が担うことになりました。

　「日本専門医機構」では専門医の認定と養成プログラムの評価・認定の 2 つの機能を担うとともに、その際の専門医の認定・更新基準や養成プログラム・研修施設の基準の作成等も行います。

　新たな専門医の仕組みでは、プロフェッショナルオートノミーを基盤として、地域の実情に応じた研修病院群の設定や、専門医の養成プログラムに基づいた地域への配置の在り方を工夫することが重要となります。研修施設については、都道府県（地域医療支援センター等）と連携しつつ、指導体制等の研修の

図表 3.10

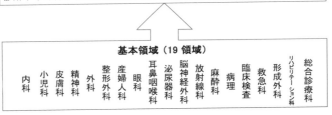

新たな専門医制度の基本設計

サブスペシャルティ領域 （29 領域）
消化器病 、 循環器 、 呼吸器 、 血液 、 内分泌代謝 、 糖尿病 、 腎臓 、 肝臓 、 アレルギー 、 感染症 、 老年病 、 神経内科 、 消化器外科 、 呼吸器外科 、 心臓血管外科 、 小児外科 、 リウマチ 、 小児循環器 、 小児神経 、 小児血液・がん 、 周産期 、 婦人科腫瘍 、 生殖医療 、 頭頸部がん 、 放射線治療 、 放射線診断 、 手外科 、 脊椎脊髄外科 、 集中治療

基本領域 （19 領域）
内科　小児科　皮膚科　精神科　外科　整形外科　眼科　産婦人科　耳鼻咽喉科　泌尿器科　脳神経外科　放射線科　麻酔科　病理　臨床検査　救急科　形成外科　リハビリテーション科　総合診療科

出所：令和元年度　第1回　医道審議会　医師分科会　医師専門研修部会　資料

質を確保した上で、大学病院や地域の中核病院等の基幹病院と地域の連携病院等（診療所を含む。）が病院群を構成し、ローテートしながら研修を行うことで専門医の質の一層の向上（良質な医療の提供）、医師の地域偏在の是正及び医療提供体制の改善を目指しています（**図表3.11**）。

　新専門医制度導入に伴い、専門医研修プログラムに登録、実践中の医師は「後期研修医」ではなく、「専攻医」と呼ばれます。「研修医」という言葉は「初期研修医」のみを指すことになります。

図表 3.11

従来の専門医認定と新たな専門医認定の比較（イメージ）

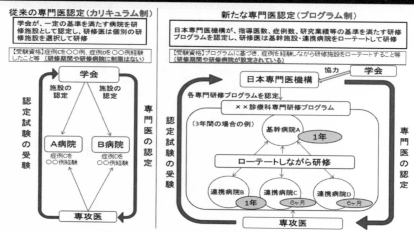

出所：令和元年度　第1回　医道審議会　医師分科会　医師専門研修部会　資料

3-6 新専門医制度の採用数上限設定 (シーリング)

　医師の地域偏在・診療科偏在は、近年の医療をめぐる重要な課題であることから、医師の偏在是正を図ることを目的として、専攻医募集については採用数の上限設定 (シーリング) を行っています。

　2020 年度専攻医募集についても、厚生労働省が 2018 年度に発表した都道府県別診療科必要医師数や養成数を基に、各都道府県別診療科の必要医師数に達している診療科に対して、一定のシーリングをかけることを厚生労働省が日本専門医機構に提案し、医道審議会医師専門研修部会にて承認されました。

　シーリングをかけることにより医師の少ない地域や診療科に医師の足を向けさせることで、将来医師が少ない県や診療科に医師を確保することが狙いです。

　したがって、特定の都道府県での勤務が義務付けられている専攻医に対する不利益が生じないように、医師少数区域等への従事要件が課された地域枠医師及び自治医科大学出身医師はシーリングの枠外とされています。

　外科と産婦人科については、医師数自体が減少傾向であるとの理由から、病理及び臨床検査とともに、2020 年度専攻医募集においても引き続きシーリング対象外としています。また、救急と総合診療についても、厚生労働省の医師需給分科会にて、さらなる議論が必要とされていることから、2020 年度専攻医募集ではシーリング対象外となっています (**図表 3.12**)。

図表 3.12

2020年専攻医募集 都道府県診療科別一覧表 確定値
（一部の地域のみ抜粋）

診療科	東京都			神奈川県			新潟県			富山県			石川県			福井県			山梨県			長野県		
	2019年採用数	2020年シーリング数	2020年採用数	2019年採用数	2020年シーリング数	2020年採用数	2019年採用数	2020年シーリング数	2020年採用数	2019年採用数	2020年シーリング数	2020年採用数	2019年採用数	2020年シーリング数	2020年採用数	2019年採用数	2020年シーリング数	2020年採用数	2019年採用数	2020年シーリング数	2020年採用数	2019年採用数	2020年シーリング数	2020年採用数
内科	515	515(77)	515[2]	186		178	36		55	17		15	40	40(4)	40[4]	9		11	9		20	37		47
小児科	123	123(17)	132[9]	26		26	6		5	5		3	3		2	2		3	2		9	3		8
皮膚科	86	76(11)	63	15		17	6		5	5		3	2		3	2		3	2		4	2		2
精神科	95	91(11)	91	27		33	6		5	1		2	2		5	3		4	2		3	3		2
外科	148		185	53		42	4		8	3		2	8		9	4		4	3		6	12		9
整形外科	110		124	53		38	8		7	1		0	10		10	2		2	5		4	6		8
産婦人科	126		119	19		25	3		8	4		7	3		5	3		5	0		3	3		3
眼科	75	72(13)	67	20		15	3		3	4		1	5		2	3		3	2		2	2		4
耳鼻咽喉科	57	57(10)	54	19		11	5		3	2		1	6	6(0)	6	4		4	0		0	2		4
泌尿器科	50		65	15		23	0		1	3		1	6		6	2		2	0		5	4		4
脳神経外科	55	49(6)	46	11		11	4		5	0		1	4		3	2		2	2		2	3		1
放射線科	46	45(7)	44	10		13	1		0	0		0	3	6(0)	0	3		4	2		2	4		3
麻酔科	103	95(10)	80[1]	29		40	4		7	3	7(0)	6[1]	7		8	2		2	2		2	1		3
病理	25		27	5		2	2		2	2		1	0		0	2		0	3		0	2		2
臨床検査	5		6	1		1	0		0	0		0	0		0	2		2	1		1	0		0
救急科	59		63	16		20	2		1	1		1	1		2	2		1	3		0	1		5
形成外科	48	42(6)	42	17		23	2		4	4		0	5		6	0		2	0		0	5		5
リハビリ科	21	20(3)	20	4		6	1		0	0		0	2		0	2		0	0		0	1		5
総合診療科	23		40	8		12	2		0	0		1	4		2	0		0	1		2	1		2
計	1770		1783[12]	516		546	95		123	53		52[1]	122		113[4]	50		57	57		53	109		124

※ 2020シーリング数の( )内はシーリング数のうち連携プログラムの数、2020採用数の[ ]内は採用数のうちシーリング対象外で採用となった地域枠医師等の数

出所：令和2年度第1回 医道審議会 医師分科会 医師専門研修部会 資料より一部抜粋

出所：令和２年度第１回　医道審議会　医師分科会　医師専門研修部会　資料より一部抜粋

（主な参考文献・引用文献）
1.「人口減少・地域消滅時代の自治体病院経営改革」伊関友伸　ぎょうせい　2019
2.「日本の医療政策と地域医療システム【第４版】」尾形裕也　日本医療企画　2018

Chapter 4

医師の働き方改革実現への
仕組みづくり

Chapter4 のポイント

　今さら説明する必要がないかもしれません。2016（平成28）年9月に内閣官房に「働き方改革実現推進室」が設置され、働き方改革がスタートしました。2019年度から時間外労働の制限が始まりましたが、医師については医師法に基づく応召義務もあり、別途規制を設けた上で2024年度より導入されることになります。

　骨子については、2017年8月に厚生労働省の医政局に設置された「医師の働き方改革に関する検討会」において、2019年3月まで計22回にわたって議論が重ねられ「報告書」として取りまとめられました。

　医師の時間外労働の上限規制について、私が特に気になるのは、1,860時間の時間外労働を認めながら（2035年度まで）、一方では厳しい追加的健康確保措置を設けていることです。医師については、診療支援として複数の医療機関で働いているケースも多くあります。医師の働き方改革の推進に関する検討会において、このような複数医療機関に勤務する医師に係る取扱いが論点となりました。副業・兼業を行う医師によって地域の医療が支えられている現状があると同時に、こうした医師の健康確保も不可欠です。

　Chapter4 では、医師の働き方改革に関する検討会の「報告書」や医師の働き方改革の推進に関する検討会において、「医師の時間外労働の上限規制に関して医事法制・医療政策における措置を要する事項」等についてまとめられた「中間とりまとめ」等の資料を参考に 2020 年末現在、具体化されている医師の働き方改革の制度の枠組みについてまとめました。

4-1　時間外労働の上限規制導入

(1) 診療従事勤務医の時間外労働の上限水準

　医療機関で患者に対する診療に従事する勤務医（以下、「診療従事勤務医」という。）の時間外労働の上限水準（以下、「診療従事勤務医に 2024 年度以降適用される水準」といい、「A 水準」と略称する。）を設ける。

(2) 地域医療確保暫定特例水準

　2024 年 4 月においてすべての診療従事勤務医が A 水準の適用となることを目指し、労働時間の短縮に取り組む。しかし、地域医療提供体制の確保の観点からやむを得ず A 水準を超えざるを得ない場合が想定される。

　医師は、他の職業と比較して特に長時間労働である者の割合が高く、その労働時間短縮に当たっては、日々の患者の医療ニーズへの影響に配慮しながら段階的に改革を進めざるを得ないことから、地域での医療提供体制を確保するための経過措置として暫定的な特例水準（以下、「地域医療確保暫定特例水準」といい、「B 水準」と略称する。）を設ける。

　加えて、副業・兼業についても、地域全体での医療提供体制の確保の観点から必須とされるものがあることから、地域医療確保暫定特例水準の中に、副業・兼業先での労働時間と通算した時間数の上限を、B 水準と同様とする水準（以下、「連携 B 水準」と略称する。）を設け、医師の派遣を通じて、地域の医療提供体制を確保するために必要な役割を担う医療機関を指定して適用する。

(3) 集中的技能向上水準

　一方、臨床研修医・専門研修中の医師についても、2024 年 4 月の A 水準適用に向けた労働時間の短縮を図っていくが、短縮の仕方によっては、一定の知識・手技を身に付けるために必要な診療経験を得る期間が長期化し、学習・研鑽に積極的な医師の意欲に応えられない上、医師養成の遅れにつながるおそれ

がある。

　また、我が国の医療水準の維持発展に向けて高度な技能を有する医師を育成することが公益上必要な分野においては、高度に専門的な知識・手技の修練に一定の期間集中的に取り組むことを可能としなければ、新しい診断・治療法の活用・普及等が滞るおそれがあり、ひいては医療の質及び医療提供体制への影響が懸念される。

　このため、一定の期間集中的に技能向上のための診療を必要とする医師向けの水準（以下、「集中的技能向上水準」といい、「C水準」と略称する。）を設けた上で、2類型に整理する。

　C-1は、初期研修医及び原則として日本専門医機構の定める専門研修プログラム／カリキュラムに参加する後期研修医であって、予め作成された研修計画に沿って、一定期間集中的に数多くの診療を行い、様々な症例を経験することが医師（又は専門医）としての基礎的な技能や能力の修得に必要不可欠である場合。

　C-2は、医籍登録後の臨床に従事した期間が6年目以降の者であって、先進的な手術方法など高度な技能を有する医師を育成することが公益上必要とされる分野※1において、指定された医療機関で、一定期間集中的に当該特定高度技能の育成に関連する診療業務を行う場合。

※1：先進的な手術方法等、高度な技能を有する医師を育成することが公益上必要とされる分野

　　高度に専門的な医療を三次医療圏単位又はより広域で提供することにより、我が国の医療水準の維持発展を図る必要がある分野であって、そのための技能を一定の期間、集中的に修練する必要がある分野を想定。

時間外労働の上限時間（図表 4.1 参照）

① 通常の時間外労働
・通常予見される時間外労働につき、延長できる時間数として 36 協定で協定する時間数の上限（以下、「医師限度時間」という。）は、<u>A 水準・B 水準・連携 B 水準・C 水準ともに、月 45 時間・年 360 時間</u>（労働基準法第 36 条第 4 項の限度時間と同じ時間数）とする。

② 「臨時的な必要がある場合」の上限
・通常予見することのできない業務量の大幅な増加等に伴い臨時的に医師限度時間を超えて労働させる必要がある場合（以下、「臨時的な必要がある場合」という。）に延長できる時間数として 36 協定で協定する時間数の上限は、<u>A 水準・B 水準・連携 B 水準・C 水準ともに休日労働込みの時間数（年及び月）</u>として設定する。
・「臨時的な必要がある場合」の 1 か月当たり延長できる時間数の上限は <u>A 水準・B 水準・連携 B 水準・C 水準ともに原則 100 時間未満</u>（ただし、後述の追加的健康確保措置②を実施した場合、例外あり）とする。
・「臨時的な必要がある場合」の 1 年当たり延長できる時間数の上限は <u>A 水準は 960 時間、B 水準・連携 B 水準・C 水準は 1,860 時間</u>とする。
・「臨時的な必要がある場合」は、医師の場合、臨時的な必要性が生じる時季や頻度が予見不能であることから、その適用を年 6 か月に限らないこととする。

③ 36 協定によっても超えられない時間外労働の上限時間
・36 協定によっても超えられない時間外労働の上限として、年及び月について、36 協定上の上限時間数のうち、「臨時的な必要がある場合」の上限と同様の水準を定めることとする。

図表 4.1

時間外労働上限規制の枠組み全体の整理

		一般則	A:診療従事勤務医に2024年度以降適用される水準 連続勤務時間制限＋勤務間インターバル等（努力義務）	B・連携B:地域医療確保暫定特例水準 C:集中的技能向上水準 連続勤務時間制限＋勤務間インターバル等（義務）
3 6 条 協 定 で 締 結 で き る 時 間 数 の 上 限	①通常の時間外労働（「医師限度時間」）	月45時間以下・年360時間以下		
	②「臨時的な必要がある場合」の上限 ・月の時間外労働時間数（休日労働を含む）	月100時間未満 ※①の月45時間を超えることができる月数は年間6カ月以内	月100時間未満 【ただし一定の健康確保措置を行った場合には例外あり】	
	・年の時間外労働時間数（休日労働を含む）		年960時間以下	年1,860時間以下
	・年の時間外労働時間数（休日労働を含まない）	年720時間以下		
③36協定によっても超えられない時間外労働の上限時間（休日労働を含む）		月100時間未満 複数月平均80時間以下	月100時間未満 【ただし一定の健康確保措置を行った場合には例外あり】 年960時間以下	月100時間未満 【ただし一定の健康確保措置を行った場合には例外あり】 年1860時間以下

左記の時間数は、その時間までの労働を強制するものではなく、労使間で合意し、36協定を結べば働くことが可能となる時間であることに留意

● 時間外労働及び休日労働は必要最小限にとどめるべきであることに、労使は十分留意。
● 36協定の労使協議の場を活用して、労働時間短縮策の話し合いを労使間で行う。
✓ 36協定上は、日・月・年単位での上限を定める必要あり
✓ 対象労働者の範囲や時間外労働を行う業務の種類等も、36協定上に規定する必要あり
✓ 「臨時的な必要がある場合」について規定する場合には、健康福祉を確保する措置を36協定に規定し、実施する必要あり
✓ 「地域医療確保暫定特例水準の適用」や、「月100時間以上の時間外労働」について規定する場合には、追加的健康確保措置について36協定に規定し、実施する必要あり

4-2　追加的健康確保措置の義務付け

　やむを得ず、一般の労働者に適用される時間外労働の上限を超えて医師が働かざるを得ない場合に、医師の健康を確保し、医療の質や安全を確保するために、追加的健康確保措置①（連続勤務時間制限・勤務間インターバル等）、追加的健康確保措置②（医師による面接指導、結果を踏まえた就業上の措置等）等を設ける。

・A 水準の適用となる医師を雇用する医療機関の管理者に、当該医師に対する追加的健康確保措置①の努力義務と追加的健康確保措置②の義務を課す。

　　ただし、実際に個々の医療機関が協定する 36 協定の上限時間数が一般則（月 45 時間・年間 360 時間以下、臨時の場合年間 720 時間以下）を超えない場合を除く。

・B・連携 B・C 水準の適用となる医師を雇用する医療機関の管理者に、当該医師に対する追加的健康確保措置①の義務と追加的健康確保措置②の義務を課す（**図表 4.2**）。

図表 4.2

追加的健康確保措置の義務付け

	追加的健康確保措置① ・連続勤務時間制限 ・勤務間インターバル ・代償休息	追加的健康確保措置② ・医師による面接指導 ・就業上の措置
A水準	努力義務	義務
B水準・連携B水準・C水準	義務	義務

（1）追加的健康確保措置①（図表 4.3 参照）

> ・勤務日において最低限必要な睡眠（1 日 6 時間程度）を確保するために、連続勤務時間制限・勤務間インターバル確保を求める。
> ・長時間の手術や急患の対応等のやむを得ない事情によって連続勤務時間制限・勤務間インターバルが例外的に実施できなかった場合に、代償休息を付与する。
> ・C-1 水準が適用される臨床研修医については、連続勤務時間制限及び勤務間インターバルを徹底することとする。

1）追加的健康確保措置①-1（連続勤務時間制限）

✓連続勤務時間制限は、労働基準法上の宿日直許可を受けている場合を除き、28 時間までとする。

✓宿日直許可を受けている場合は、宿日直中に十分睡眠を確保し、一定の疲労

図表 4.3

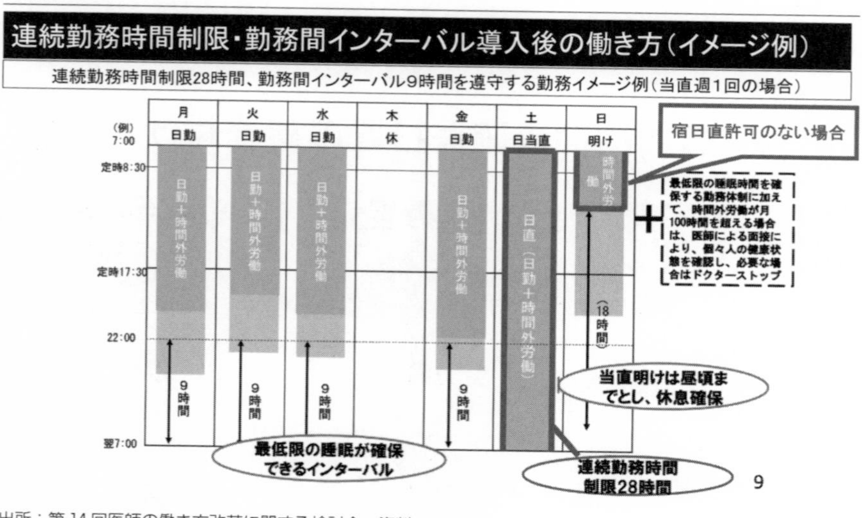

連続勤務時間制限・勤務間インターバル導入後の働き方（イメージ例）

出所：第 14 回医師の働き方改革に関する検討会　資料

回復が可能であると考えられるが、仮に日中と同様の労働に従事することとなった場合には、翌日以降、必要な休息がとれるように配慮する。

✓ C-1 水準が適用される臨床研修医については、
⇒連続勤務時間制限及び後述の勤務間インターバルを徹底することとし、連続勤務時間制限 15 時間、勤務間インターバル 9 時間を確保する。
⇒ 24 時間の連続勤務が必要な場合は勤務間インターバルも 24 時間確保する。

2) 追加的健康確保措置①-2（勤務間インターバル）

✓ 勤務間インターバルについては、当直及び当直明けの日を除き、24 時間の中で、通常の日勤後の次の勤務までに 9 時間のインターバルを確保する。
⇒当直明けの日（宿日直許可がない場合）については、連続勤務時間制限を 28 時間とした上で、勤務間インターバルは 18 時間とする。
⇒当直明けの日（宿日直許可がある場合）については、通常の日勤と同様、9 時間のインターバルを確保する。

3) 追加的健康確保措置①-3（代償休息）（図表 4.4）

✓ 勤務日において最低限必要な睡眠を確保し、一日・二日単位で確実に疲労を回復していくべきという発想に立つ連続勤務時間制限・勤務間インターバル確保を実施することが原則であるが、日々の患者ニーズのうち、長時間の手術や急患の対応等のやむを得ない事情によって例外的に実施できなかった場合に、代わりに休息を取ることで疲労回復を図る。

図表 4.4

代償休息付与の例について

（1）所定労働時間中における時間休の取得による2時間の代償休息付与の例

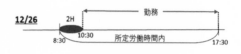

（2）勤務間インターバルの幅の延長による2時間の代償休息付与の例

出所：第9回 医師の働き方改革の推進に関する検討会 資料

（代償休息の付与方法）
・代償休息の対象となった時間数について、<u>所定労働時間中における時間休の取得又は勤務間インターバルの延長のいずれか</u>により対応する。
・代償休息を生じさせる勤務の発生後、できる限り早く付与する。
・オンコールからの解放、シフト制の厳格化等の配慮により、仕事から切り離された状況を設定する。
・代償休息は予定されていた休日以外で付与することが望ましく、特に面接指導の結果によって個別に必要性が認められる場合には、予定されていた休日以外に付与する。

(2) 追加的健康確保措置②

> ・同じような長時間労働でも負担や健康状態は個々人によって異なること
> から、面接指導により個人ごとの健康状態をチェックし、医師が必要と
> 認める場合には就業上の措置を講ずることとする。

1) 追加的健康確保措置②-1（面接指導）

✓ 面接指導を行う医師（以下、「面接指導実施医師」という。）は、産業医を含
　め、長時間労働の医師の面接指導に必要な知見に係る講習を受講して面接指
　導に従事する。

✓ 医療機関の管理者は当該月に 100 時間以上の時間外・休日労働が見込まれる
　医師を抽出し、時間外・休日労働が月 100 時間以上となる前に、睡眠及び
　疲労の状況等※ 2 について確認を行い、面接指導の実施日程を決めるととも
　に、面接指導に必要な情報を面接指導実施医師に提供する。

✓ 面接指導実施医師は、面接指導において「勤務の状況」、「睡眠負債の状況」、
　「疲労の蓄積の状況」、「心身の状況」等について確認する。

✓ 原則として A・B・連携 B・C いずれの水準の適用医師にも、当月の時間
　外・休日労働が 100 時間に到達する前に睡眠及び疲労の状況の確認並びに面
　接指導を行うが、A 水準適用医師で疲労の蓄積が確認されなかった者につい
　ては 100 時間以上となった後での面接指導でも差し支えない。

○睡眠及び疲労の状況の確認並びに面接指導の実施時期については、時間外・
　休日労働が月 100 時間以上となる頻度に応じて以下のように整理した。

> （睡眠及び疲労の状況の確認・面接指導の実施時期）
> ① 月 100 時間以上となる頻度が低い：A 水準
> 　・当該月の時間外・休日労働が 80 時間を超えた後に睡眠及び疲労の状
> 　　況の確認を行い、一定の疲労の蓄積が予想される場合※ 3 は当該月の
> 　　時間外・休日労働が 100 時間に到達する前に面接指導を実施する。

② 月 100 時間以上となる頻度が中程度：A・B・連携 B・C 水準

・ある程度の疲労蓄積が想定されるタイミング（当該月の時間外・休日労働が 80 時間前後となる時期が望ましい。）に睡眠及び疲労の状況の確認並びに面接指導を実施する。ただし、当該月の時間外・休日労働が 100 時間に到達する前に実施する。

③ 月 100 時間以上となる頻度が高い：B・連携 B・C 水準

・毎月あらかじめ決めておいた時期に睡眠及び疲労の状況の確認並びに面接指導を行うことも可能とする。ただし、当該月の時間外・休日労働が 100 時間に到達する前に実施する。

※ 2：睡眠及び疲労の状況等について確認を要する事項

・前月の時間外・休日労働時間数（副業・兼業先の労働時間も自己申告等により通算する）

・直近 2 週間の 1 日平均睡眠時間（可能であればアクチグラフ等の客観的指標を用いる）

・「労働者の疲労蓄積度の自己診断チェックリスト」（以下、「疲労蓄積度チェック」という。）（**図表 4.5**）

・面接指導の希望

※ 3：一定の疲労の蓄積が予想される場合とは下記のいずれかに該当した場合をいう。

・前月の時間外・休日労働時間：100 時間以上

・直近 2 週間の 1 日平均睡眠時間：6 時間未満

・疲労蓄積度チェック：自覚症状が IV 又は負担度の点数が 4 以上

・面接指導の希望：有

2）追加的健康確保措置②-2（就業上の措置）

✓面接指導の結果により、就業上の措置を講ずる場合は、面接指導をした医師が医療機関の管理者に意見を述べる。

✓管理者は当該意見を踏まえ、医師の健康確保のために必要な就業上の措置を最優先で講じる。

✓就業上の措置は、面接指導を受けた医師の健康状態に応じて検討するもので

図表 4.5

労働者の疲労蓄積度自己診断チェックリスト

記入年月日_____年____月___日

このチェックリストは、労働者の仕事による疲労蓄積を、自覚症状と勤務の状況から判定するものです。

1. イライラする	□ ほとんどない (0)	□ 時々ある (1)	□ よくある (3)
2. 不安だ	□ ほとんどない (0)	□ 時々ある (1)	□ よくある (3)
3. 落ち着かない	□ ほとんどない (0)	□ 時々ある (1)	□ よくある (3)
4. ゆううつだ	□ ほとんどない (0)	□ 時々ある (1)	□ よくある (3)
5. よく眠れない	□ ほとんどない (0)	□ 時々ある (1)	□ よくある (3)
6. 体の調子が悪い	□ ほとんどない (0)	□ 時々ある (1)	□ よくある (3)
7. 物事に集中できない	□ ほとんどない (0)	□ 時々ある (1)	□ よくある (3)
8. することに間違いが多い	□ ほとんどない (0)	□ 時々ある (1)	□ よくある (3)
9. 仕事中、強い眠気に襲われる	□ ほとんどない (0)	□ 時々ある (1)	□ よくある (3)
10. やる気が出ない	□ ほとんどない (0)	□ 時々ある (1)	□ よくある (3)
11. へとへとだ(運動後を除く)	□ ほとんどない (0)	□ 時々ある (1)	□ よくある (3)
12. 朝、起きた時、ぐったりした疲れを感じる	□ ほとんどない (0)	□ 時々ある (1)	□ よくある (3)
13. 以前とくらべて、疲れやすい	□ ほとんどない (0)	□ 時々ある (1)	□ よくある (3)

＜自覚症状の評価＞ 各々の答えの()内の数字を全て加算して下さい。 合計_____点

I	0〜4 点	II	5〜10 点	III	11〜20 点	IV	21 点以上

1. 1 か月の時間外労働	□ ない又は適当(0)	□ 多い (1)	□ 非常に多い (3)
2. 不規則な勤務(予定の変更,突然の仕事)	□ 少ない (0)	□ 多い (1)	—
3. 出張に伴う負担 (頻度・拘束時間・時差など)	□ ない又は小さい(0)	□ 大きい (1)	—
4. 深夜勤務に伴う負担(★1)	□ない又は小さい(0)	□ 大きい (1)	□ 非常に大きい(3)
5. 休憩・仮眠の時間数および施設	□ 適切である (0)	□不適切である (1)	—
6. 仕事についての精神的負担	□ 小さい (0)	□ 大きい (1)	□ 非常に大きい(3)
7. 仕事についての身体的負担(★2)	□ 小さい(0)	□ 大きい (1)	□ 非常に大きい(3)

★1：深夜勤務の頻度や時間数から総合的に判断して下さい。深夜勤務は、深夜時間帯（午後 10 時-午前 5 時）の一部または全部を含む勤務を言います。

★2：肉体的作業や寒冷・暑熱作業などの身体的な面での負担

＜勤務の状況の評価＞ 各々の答えの()内の数字を全て加算して下さい。

A	0 点	B	1〜2 点	C	3〜5 点	D	6 点以上

【仕事による負担度点数表】

		勤 務 の 状 況			
		A	B	C	D
自 覚 症 状	I	0	0	2	4
	II	0	1	3	5
	III	0	2	4	6
	IV	1	3	5	7

※糖尿病や高血圧症等の疾病がある方の場合は判定が正しく行われない可能性があります。

あるが、医師の勤務実態を踏まえた例示として、以下のようなものが想定される。

（就業制限・配慮）

・当直・連続勤務の禁止

・当直・連続勤務の制限（○回／月まで）

・就業内容・場所の変更（外来業務のみ等）

・時間外労働の制限（○時間／週まで）

・就業日数の制限（○日／週まで）

・就業時間を制限（○時○分～○時○分）

・変形労働時間制又は裁量労働制の対象からの除外（就業の禁止）

・○日間の休暇・休業

✓ 面接指導は、「月100時間未満」の原則を超える「事前」に求めるものであるが、さらに、年の時間外労働時間の高い上限である1,860時間を12か月で平均した時間数（155時間）を超えた際には、時間外労働の制限等、上記の就業上の措置の例と同様に労働時間を短縮するための具体的取組を講ずる。

4-3 「地域医療確保暫定特例水準」の対象医療機関

　地域医療確保暫定特例水準は、地域医療提供体制の確保の観点からやむを得ずA水準を超えざるを得ない場合の水準であるため、その観点から必須とされる機能を有する医療機関に対して指定を行う。

　したがって、対象医療機関の指定・取消にあたっては、地域医療提供体制への影響も鑑みながら、医療計画と整合的であることが求められる。

　また、医療機関において、労働関係法令の遵守及び医師の労働時間短縮に向けた対応が適切にとられていることの確認が重要である。

　こうした医療機関内及び地域医療提供体制の双方の状況を踏まえ、適切に都道府県が指定を行える枠組みとなっているか、という視点から、地域医療確保暫定特例水準（B・連携B水準）の対象医療機関の指定要件を以下のとおり整理した。

(1) B水準の対象医療機関の指定要件（以下の要件すべてに該当すること）

① 医療機能が以下の類型のいずれかに該当すること

⇒「救急医療提供体制及び在宅医療提供体制のうち、特に予見不可能で緊急性の高い医療ニーズに対応するために整備しているもの」・「政策的に医療の確保が必要であるとして都道府県医療計画において計画的な確保を図っている「5疾病・5事業」」双方の観点から、

　i　三次救急医療機関

　ii　二次救急医療機関かつ「年間救急車受入台数1,000台以上または年間での夜間・休日・時間外入院件数500件以上」かつ「医療計画において5疾病5事業の確保のために必要な役割を担うと位置付けられた医療機関」

　iii　在宅医療において特に積極的な役割を担う医療機関

　iv　公共性と不確実性が強く働くものとして、都道府県知事が地域医療提供体制の確保のために必要と認める医療機関

74

　(例)精神科救急に対応する医療機関（特に患者が集中するもの）、小児救急のみを提供する医療機関、へき地において中核的な役割を果たす医療機関
⇒特に専門的な知識・技術や高度かつ継続的な疾病治療・管理が求められ、代替することが困難な医療を提供する医療機関
　(例)高度のがん治療、移植医療等極めて高度な手術・病棟管理、児童精神科等
② 36協定において年960時間を超える時間外・休日労働に関する上限時間の定めをすることがやむを得ない業務が存在すること
⇒当該医療機関に所属するすべての医師の業務が当然に該当するものではなく、B水準の対象医療機関として指定される事由となった「必須とされる機能」を果たすために必要な業務が、B水準の対象業務とされていることについて、合理的に説明できる必要がある。
③ 都道府県医療審議会の意見聴取（地域の医療提供体制の構築方針との整合性）
⇒B水準を適用することが地域の医療提供体制の構築方針（医療計画等）と整合的であること及び地域の医療提供体制全体としても医師の長時間労働を前提とせざるを得ないことについて、都道府県は、都道府県医療審議会の意見を聴き、地域医療構想との整合性を確認する。
⇒地域の医療提供体制は、地域の医師の確保と一体不可分であるため、実質的な議論は、都道府県医療審議会に設けられた分科会や地域医療対策協議会等の適切な場において行う。
④ 医師労働時間短縮計画の策定
⇒各医療機関は、医師を含む各職種が参加して医師労働時間短縮計画を策定し、都道府県に提出する。その上で、PDCAサイクルに基づき、当該計画を少なくとも年1回点検し、必要な改善を行うことを含め、労働時間短縮に取り組む。
⑤ 評価機能による評価の受審
⇒過去3年間の追加的健康確保措置等の実施状況、労働時間の実績や労働時間短縮に向けた取組状況等について評価機能による評価を受ける。都道府

県は、その評価結果を踏まえて B 水準対象医療機関の指定を行う。

⑥　労働関係法令の重大・悪質な違反がないこと

⇒労働時間に関する労働基準法及び賃金の支払いに関する最低賃金法の各規定に違反したことにより、過去 1 年以内に送検され、公表されたことがある場合には、長時間労働が例外的に許容される医師を雇用する雇用主として不適格であるとし、B 水準の対象医療機関としての指定を認めない。

(2) 連携 B 水準の対象医療機関の指定要件（以下の要件すべてに該当すること）

①　医師の派遣を通じて、地域の医療提供体制を確保するために必要な役割を担う医療機関であること

　（例）大学病院、地域医療支援病院等

②　36 協定において年 960 時間以内の時間外・休日労働に関する上限時間の定めをしているが、副業・兼業先での労働時間を通算すると、時間外・休日労働時間が年 960 時間を超えることがやむを得ない医師が勤務していること

⇒当該医療機関内でどの医師が副業・兼業によりやむを得ず長時間労働となるのかについて、予定される副業・兼業の内容を踏まえ特定する。

⇒医療機関は追加的健康確保措置を適切に実施するために、当該医師が明確となるように管理する。

③　都道府県医療審議会の意見聴取（地域の医療提供体制の構築方針との整合性）

　⇒B 水準と同じ

④　医師労働時間短縮計画の策定

　⇒B 水準と同じ

⑤　評価機能による評価の受審

　⇒B 水準と同じ

⑥　労働関係法令の重大・悪質な違反がないこと

　⇒B 水準と同じ

図表 4.6　B・連携 B 水準指定のフロー

- 医療機関は、医師労働時間短縮計画を策定し、都道府県へ提出
- 計画に沿って労働時間の短縮に取り組む

- 評価機能による評価を受ける

- 医療機関からのB・連携B水準の指定申請を受け、地域医療の観点から必須とされる機能を果たすためにやむなくA水準を超える必要のある医療機関として、都道府県医療審議会への意見聴取の後、都道府県が指定する

- 指定に伴い、当該医療機関に追加的健康確保措置が義務付けられる

- B水準については対象業務について３６協定で特定

- 医師の労働時間短縮に必要な支援（マネジメント改革支援、地域医療提供体制における機能分化・連携の推進、医師偏在対策における重点的な支援等）を受け、労働時間短縮に取り組む
- 追加的健康確保措置の実施。未実施の場合には、段階的な履行確保の枠組の中で、改善に向けて取り組む

4-4 「集中的技能向上水準」の対象医療機関

　C水準についても、労働関係法令の遵守及び医師の労働時間短縮に向けた対応が適切に実施されていることの確認が重要である。

　また、C-2水準の対象となる技能・医師を審査する新たな審査組織については、我が国の医療技術の水準向上の観点から医療の技術革新に応じて審査を行えるものである必要がある。

　こうした視点から、C水準の対象医療機関の指定要件について、以下のとおり整理した。

(1) C-1水準の対象医療機関の指定要件（以下の要件すべてに該当すること）

① 都道府県知事により指定された臨床研修プログラム又は日本専門医機構により認定された専門研修プログラム／カリキュラムの研修機関であること

② 36協定において年960時間を超える時間外・休日労働に関する上限時間の定めをする必要があること

⇒「適正な労務管理」と「研修の効率化」が行われた上で、④の医師労働時間短縮計画に記載された時間外・休日労働の実績及び指定申請の際に明示されたプログラム・カリキュラムの想定労働時間（プログラム全体及び各医療機関における時間）を踏まえ、36協定において年960時間を超える時間外・休日労働に関する上限時間の定めが必要。

③ 都道府県医療審議会の意見聴取（地域の医療提供体制への影響の確認）

⇒C-1水準を適用することにより、地域における臨床研修医や専攻医等の確保に影響を与える可能性があることから、地域の医療提供体制への影響を確認することが適当であり、都道府県は、都道府県医療審議会の意見を聴く。なお、地域医療対策協議会においても協議する。

④ 医師労働時間短縮計画の策定

⇒B・連携B水準と同じ

⑤ 評価機能による評価の受審

図表 4.7　C1 水準指定のフロー

- 各医療機関が既存の臨床研修プログラム、専門研修プログラム・カリキュラムにおける勤務時間の実態を把握

 臨床研修プログラム　　　　 専門研修プログラム

● 各医療機関は実態に基づく各プログラムにおける時間外労働時間の上限を設定し、それがA水準を超える場合、都道府県に申請	● 各医療機関は募集する各専門プログラム・カリキュラムにおける時間外労働時間の上限を設定し、それがA水準を超える場合、各学会に申請

● 各都道府県の地域医療対策協議会で議論、その後都道府県が指定	● 各学会及び日本専門医機構審査後に、各都道府県の地域医療対策協議会で議論、その後都道府県が指定

- 都道府県の指定ののち、36 協定の締結・改正

● マッチング協議会に登録、募集開始	● 日本専門医機構による専攻医募集開始

● 医学生は、時間外労働の上限を確認の上、プログラムを選択し、応募	● 専攻医希望医師は、各プログラム・カリキュラムの時間外労働の上限を確認の上、応募

- 入職時に雇用契約を締結

⇒ B・連携 B 水準と同じ

⑥ 労働関係法令の重大・悪質な違反がないこと

⇒ B・連携 B 水準と同じ

(2) C-2 水準の対象医療機関の指定要件（以下の要件すべてに該当すること）

① 対象分野における医師の育成が可能であること

⇒ C-2 水準の対象として<u>厚生労働大臣が公示</u>※ 4 する「我が国の医療技術の水準向上に向け、先進的な手術方法など高度な技能を有する医師を育成することが公益上必要である分野」において、C-2 水準の対象として審査組織が特定する技能（以下、「特定高度技能」という。）を有する医師を育成するのに十分な教育研修環境を有していることを<u>審査組織</u>において確認する。

※ 4：分野の公示は、「高度な技能を有する医師が必要」で、「当該技能の習得及びその維持には相当程度の時間、関連業務への従事が必要な分野」という基本的な考え方に基づいて行う。

② 36 協定において年 960 時間を超える時間外・休日労働に関する上限時間の定めをする必要があること

③ 都道府県医療審議会の意見聴取（地域の医療提供体制への影響の確認）

⇒ C-2 水準を適用することにより、地域における高度な技能が必要とされる医療の提供体制に影響を与える可能性があることから、地域の医療提供体制への影響及び構築方針との整合性を確認することが適当であり、都道府県は、都道府県医療審議会の意見を聴く。

④ 医師労働時間短縮計画の策定

⇒ B・連携 B・C-1 水準と同じ

⑤ 評価機能による評価の受審

⇒ B・連携 B・C-1 水準と同じ

⑥ 労働関係法令の重大・悪質な違反がないこと

⇒ B・連携 B・C-1 水準と同じ

審査組織の役割

・C-2 水準の対象分野について議論するほか、特定高度技能を特定する
とともに、医療機関の教育研修環境及び医師個人が作成する「特定高度
技能研修計画」の内容を個別に審査する。

・特定高度技能の特定とあわせて、当該技能の習得に必要とされる設備、
症例数、指導医等、当該技能に関する医療機関の教育研修環境及び特定
高度技能研修計画の審査における基準となるものを示す。

・2021 年度中に特定高度技能の特定を開始し、その後、2022 年度中には
医療機関の研修環境及び特定高度技能研修計画の個別審査を開始する。

・2024 年度以降は、初回審査に加え、医療機関は 3 年に 1 回、特定高度
技能研修計画は計画期間（3 年以内）に応じて、更新に係る審査を実施
する（**図表 4.8**）。

図表 4.8

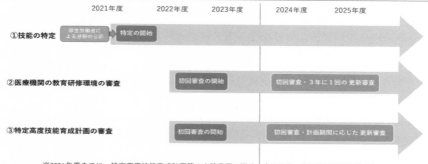

出所：第 11 回　医師の働き方改革の推進に関する検討会　資料

特定高度技能研修計画

・審査組織が示す習得に必要とされる症例数、指導医等を参考にしなが
　ら、計画期間、経験を行う分野、習得予定の技能、経験予定症例数、手
　術数、指導者・医療機関の状況、研修、学会、論文発表等学術活動の予
　定等を記載する。

・有効期間については、当該計画に一定の区切りを設定し、定期的に計画
　を見直すことで適切な育成を担保する観点から3年以内で医師本人が定
　める期間とする。

図表4.9　C-2水準指定のフロー

医療機関の教育研修環境の審査を踏まえて医療機関を指定後、特定高度技能研修
計画を審査し、C-2水準適用医師を特定する場合

- 厚生労働大臣による分野の公示
- 審査組織は特定高度技能及びその詳細（習得に必要とされる設備、症例
  数、指導医等）を示す

- 都道府県による医療機関の指定
  - 特定機能病院
  - 臨床研究中核病院
  - C-2水準対象分野の研修機関
  であって、審査組織による審査を経て、C-2水準の対象医療機関の要件を満たし
  ている場合に指定

- 医師による特定高度技能研修計画の作成

- 当該計画の所属医療機関における承認と審査組織への計画の提出

- 審査組織における個別計画の審査通過　（C-2水準の対象分野の技能が
  習得できる計画になっているか、医師の経験年数等も踏まえ審査）

- C-2水準の適用医師の特定

図表 4.10

（参考）指定要件のまとめ

B・連携 B・C 水準の対象医療機関の指定要件

※要件となる項目に○

		（B）水準	連携（B）水準	（C）-1 水準	（C）-2 水準	備考
1	医療機関機能	○	○			
2	臨床研修病院又は専門研修プログラム・カリキュラム認定医療機関である			○		
3	特定高度技能を有する医師の育成・研鑽に十分な環境がある				○	設備、症例数、指導医等につき審査組織（国レベル）の個別判断を想定
4	36 協定において年 960 時間を超える時間外・休日労働に関する上限時間の定めをする必要がある	○		○	○	
	副業・兼業先での労働時間を通算すると、時間外・休日労働が年 960 時間を超える必要がある		○			
	（必要性について、合議での確認）	都道府県医療審議会の意見聴取	都道府県医療審議会の意見聴取	地域医療対策協議会及び都道府県医療審議会の意見聴取	審査組織及び都道府県医療審議会の意見聴取	
	（必要性について、実績面の確認）	労働時間短縮計画に記載の実績値で判断	労働時間短縮計画に記載の実績値で判断	プログラム全体及び各医療機関の明示時間数（時短計画実績値とも整合）で判断	労働時間短縮計画に記載の実績値で判断	
5	都道府県医療審議会の意見聴取	○	○	○	○	実質的な議論は、医療審議会に設けられた分科会や地域医療対策協議会等の適切な場において行うことを想定
6	労働時間短縮計画が策定され、労働時間短縮の取組や追加的健康確保措置の実施体制の整備が確認できる	○	○	○	○	年 1 回都道府県へ提出
7	評価機能の評価を受けている	○	○	○	○	過去 3 年以内に受審していること
8	労働関係法令の重大かつ悪質な違反がない	○	○	○	○	過去 1 年以内に送検・公表されていないこと

4-5　労働時間短縮に向けた取組

　2024 年 4 月までの間において、医療機関は自らの状況を適切に分析し、計画的に労働時間短縮に取り組んでいく必要があり、C 水準の対象となる業務を除き、なるべく多くの医療機関が、A 水準の適用となることを目指す。

　ただし、各医療機関における労働時間短縮の取組に対して、国・都道府県等が必要な支援等を行った上で、やむを得ないものについては地域医療確保暫定特例水準等の適用となる。

図表 4.11

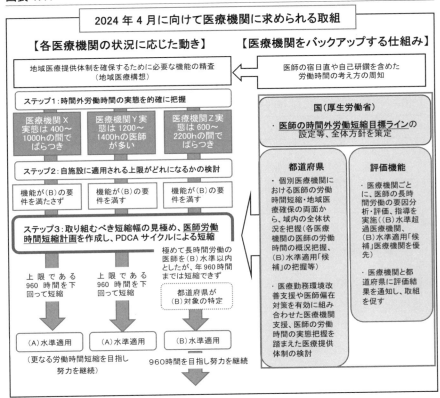

　図表 4.11 に示した【各医療機関の状況に応じた動き】は本項以降で、【医療機関をバックアップする仕組み】は「4-6　医療機関をバックアップする仕組み」にて解説する。

(1) 各医療機関が取り組む労働時間短縮に向けた 3 つのステップ

【ステップ1】
　各医療機関において時間外労働時間の実態を的確に把握する必要がある。「医師の労働時間短縮に向けた緊急的な取組」のフォローアップ調査においても、医師の労働時間管理に係る取組が全医療機関で適切に行われている状況には程遠いため、個別の状況確認を含めた強力なてこ入れを行う。

【ステップ2】
　各医療機関は 2024 年度までに医師の労働時間を着実に短縮する必要があるが、その「短縮幅」は、適用される上限の水準によって変わってくる。B水準の適用対象となる地域医療提供体制における機能を有するかどうか、また、やむなく長時間労働となりA水準まで到達できないか等について、各医療機関において現状及び 2024 年度を見通して検討する。

【ステップ3】
　実際に医師の労働時間を短縮していくべく、各医療機関において、医療機関内で取り組める事項について医師労働時間短縮計画を作成し、PDCAサイクルによる取組を進める。

(2) 医師労働時間短縮計画

　【ステップ 3】では、医療機関において計画的に労働時間短縮に向けた取組が進められるよう、医師労働時間短縮計画（以下、「計画」という。）には労働時間の短縮に関する目標及び実績並びに労働時間短縮に向けた取組状況を記載し、これに基づき PDCA サイクルの中で、毎年自己評価を行う。

　計画は、B・連携 B・C 水準の医療機関の指定の際に、労働時間の状況等を確認するほか、評価機能が行う労働時間及びその短縮に向けた様々な取組に対

する評価にも用いられる。

・計画の策定対象医療機関

✓ 年間の時間外・休日労働時間数が 960 時間を超える医師の勤務する医療機関

⇒ 2021（令和 3）年度中に係る 36 協定の届出を行った医療機関のうち、年間の時間外・休日労働時間数が 960 時間を超える 36 協定を締結する医療機関又は副業・兼業先の労働時間を通算すると予定される年間の時間外・休日労働時間数が 960 時間を超える医師が勤務する医療機関

⇒ 2020（令和 2）年度から 2023（令和 5）年度までの間で、時間外・休日労働の時間数が 960 時間を超える医師が勤務する医療機関

・計画期間

✓ 計画始期を任意の日、計画終期を 2024（令和 6）年 3 月末日として策定し、医療機関が所在する都道府県に提出する（努力義務）。

✓ 2024 年度以降の計画期間としては、2024 年 4 月 1 日を計画始期とし、計画期間は 5 年を超えない範囲内で任意の日とする。

✓ B・連携 B・C 水準の指定を受けることを予定している医療機関は、評価機能による評価を受審する前までに 2024 年度以降の計画の案を作成する。

・計画の内容

✓ 当該医療機関に勤務する医師のうち、全員を計画の対象とすることも可能であるが、長時間労働を行う個々の医師を特定して当該医師の労働時間の短縮に係る計画を策定することや、長時間労働が恒常的となっている診療科に限定して、診療科単位で策定することも可能とする。

✓ 計画は、各医療機関に共通して記載が求められる事項と、医療機関の多様性を踏まえた独自の取組の双方から構成され、計画の記載事項を必須記載事項とそれ以外に分け、医療機関の判断により計画の内容を検討できる（**図表 4.12**）。

図表 4.12

医師労働時間短縮計画の項目

必須記載事項

① 労働時間数
以下の全ての項目について、前年度実績及び当年度目標並びに計画期間終了
年度の目標を記載
・年間の時間外・休日労働時間数の平均
・年間の時間外・休日労働時間数の最長
・年間の時間外・休日労働時間数 960 時間超〜1,860 時間の人数・割合
・年間の時間外・休日労働時間数 1,860 時間超の人数・割合
※各医療機関においては、上記の区分を更に細かく区分けする等、医師の年間
の時間外・休日労働時間数を適切に把握するための工夫をすることが望ましい

② 労務管理・健康管理
以下の全ての項目について、前年度の取組内容及び当年度の取組目標並びに計画
期間中の取組内容を記載
・労働時間管理方法
・宿日直許可基準に沿った運用
・医師の研鑽の労働時間該当性を明確化するための手続等
・労使の話し合い、36協定の締結
・衛生委員会、産業医等の活用、面接指導の実施体制
・追加的健康確保措置の実施

③ 意識改革・啓発
以下の項目のうち、最低1つの取組の実績と目標を計画に記載
・管理者マネジメント研修
・働き方改革に関する医師の意識改革
・医療を受ける者やその家族等への医師の働き方改革に関する説明

④ 策定プロセス
・各職種が参画する委員会や会議、チーム等において計画の検討を行い、策定したか
・計画内容について医師にきちんと周知されているか等

任意記載事項 (1)〜(4)それぞれにおいて、最低1つの取組の実績と目標を計画に記載

(1) タスク・シフト／シェア
①職種に関わりなく特に推進するもの
②職種毎に推進するもの
ⅰ）助産師
ⅱ）看護師
ⅲ）薬剤師
ⅳ）診療放射線技師
ⅴ）臨床検査技師
ⅵ）臨床工学技士
ⅶ）医師事務作業補助者

(2) 医師の業務の見直し
・外来業務の見直し
・日当直の体制や分担の見直し
・日当直中の業務の見直し
・オンコール体制の見直し
・主治医制の見直し
・副業・兼業先の労働時間の状況も踏
まえた勤務シフトの管理

(3) その他の勤務環境改善
・ICTその他の設備投資
・出産・子育て・介護など、仕事と家庭の
両立支援
・更なるチーム医療の推進

**(4) 副業・兼業を行う医師の労働
時間の管理**
・副業・兼業先の労働時間も踏まえた勤
務シフトの管理（再掲）
・副業・兼業先との勤務シフトの調整
・副業・兼業先への医師労働時間短縮
の協力要請

出所：第 11 回 医師の働き方改革の推進に関する検討会資料より筆者作成

4-6　医療機関をバックアップする仕組み

(1)「評価機能」の設置

・地域医療提供体制の実情も踏まえ、当該医療機関における医師の長時間労働の実態及び労働時間短縮の取組状況を客観的に分析・評価し、当該医療機関や都道府県に結果を通知し、必要な取組を促す機能として、「評価機能」を設ける。

・B・連携B・C水準の対象医療機関として都道府県により指定を受ける場合には、評価機能による評価の受審が必要になる。都道府県による医療機関の指定は、その評価結果を踏まえて行われる。

(2) 評価の視点

・ストラクチャー（労務管理体制）、プロセス（医師の労働時間短縮に向けた取組）、アウトカム（労務管理体制の構築と労働時間短縮の取組の実施後の評価）に分けて、医師労働時間短縮計画の項目を中心に評価を行う（**図表4.13**）。

・評価の各項目については、定量的な段階評価とともに、定性的な所見（○○○の状況の中で、○○に関するタスク・シフト/シェアが進んでいないと考えられる等）を評価結果として付す。

・参考データとして、医師数、病床数、看護師数といった医療機関の医療提供体制を示すデータのほか、手術件数、患者数、救急車受入台数といった医療のアウトプットをデータとして、評価結果に付す。評価結果については公表するとともに、医療機関へフィードバックを行う。

(3) 評価結果の取扱い

　都道府県に評価結果が通知されることにより、都道府県は、医療機関への支援内容及び地域医療提供体制の検討に活用するとともに、B・連携B・C水準の対象医療機関の指定の際の判断材料とすることが可能となる。

88

図表 4.13

医師の労働時間短縮の取組状況（評価項目）

1 労務管理体制（ストラクチャー）
- 労務管理の適正化に向けた取り組み
  - 適切な労働管理体制の構築
  - 人事・労務管理の仕組みと各種規程の整備・届出・周知
- 36協定等の自己点検や労使交渉等の状況
  - 36協定等の自己点検
  - 労使交渉の状況
- 産業保健の仕組みと活用
  - 面接指導実施医師等の支援体制の確立
  - 衛生委員会の状況
  - 健康診断の実施状況

2 医師の労働時間短縮に向けた取り組み（プロセス）
- 医師の労務管理における適切な把握と管理体制
  - 医師の適切な労働時間の計画的な把握と勤務計画の作成
  - 医師の適切な労働時間の管理
  - 医師の適切な面接指導・就業上の措置の実施
- 医師の労働時間短縮に向けた取組の推進
  - 医療機関の労働時間短縮に向けた検討と改善活動の実施
  - 診療体制の見直しと改善への取組の実施
  - タスクシフト／シェアの実施
  - 医師の働き方に関する改善への取組の実施
  - 患者・地域への周知・理解促進への取組の実施

3 労務管理体制の構築と労働時間短縮の取組の実施後の評価（アウトカム）
- 労務管理体制の構築と時間短縮に向けた取組実施後の結果の把握
  - 医療機関全体の状況
  - 医師の状況
  - 患者の状況

出所：第11回　医師の働き方改革の推進に関する検討会資料より筆者作成

図表 4.14

評価機能・評価結果通知書イメージ

○○○病院　評価結果　全体評価：○（S～C）
- S　：他の医療機関の模範となる取組が行われ、医師の労働時間短縮が着実に進んでいる。
- A　：医師の労働時間短縮に向けた医療機関内の取組は十分に行われており、医師の労働時間短縮が進んでいる。
- B1：医師の労働時間短縮に向けた医療機関内の取組には改善の余地があるものの、医師の労働時間短縮が進んでいる。
- B2：医師の労働時間短縮に向けた医療機関内の取組は十分に行われているが、医師の労働時間短縮が進んでいない。
- C　：医師の労働時間短縮に向けた医療機関内の取組には改善の余地があり、医師の労働時間短縮が進んでいない。

- 個別項目について、○がいくつあればS評価なのか等の詳細は、今後試行をしながら検討。
- 評価結果が、B1以下の医療機関について（B）水準医療機関として指定を行う場合には、
  ・B1の場合は、医師労働時間短縮計画を改正し、取組の改善を図ることとした上で、指定を行う
  ・B2の場合は、医療機関による自主的な取組を原則としつつ都道府県による必要な支援（地域の医療提供体制の機能分化・連携、医師の確保、勤務環境改善）を講ずることとした上で、指定を行う
  ・Cの場合は、医師労働時間短縮計画を改正し、取組の改善を図ることとした上で、指定を行うことが考えられるか。

出所：第6回　医師の働き方改革の推進に関する検討会　資料

・評価機能による評価結果により、

①「医療機関内の労働時間短縮の取組が進んでいない医療機関」のほか、②「医療機関内の労働時間短縮の取組は進んでいるが、実績として労働時間の短縮が進んでいない医療機関」を都道府県が把握することができる（**図表4.14**）。

⇒①の医療機関については、まず、都道府県医療勤務環境改善支援センター等により、勤務環境改善・院内マネジメント改革に対して支援を行い、勤務環境改善マネジメントシステムの PDCA サイクルの中で、さらなる労働時間短縮の取組に対する支援を行う（**図表4.15**）。

⇒②の医療機関については、医師確保に対する支援や地域の医療提供体制の見直し等を図っていく必要がある。

・都道府県は、医療機関内及び地域医療提供体制における労働時間短縮に向けた対応の進捗や対応等が十分であると評価機能によって評価されるよう、医療機関に対して改善を求めていく。

・その上で、都道府県は、地域の医療提供体制の確保等の観点から B・連携 B・C 水準の対象医療機関の指定について、検討していく必要がある。

(4) 対象医療機関の指定有効期間

・B・連携 B 水準は、対象医療機関の指定の有効期間としては、医療計画の中間見直しの間隔（3 年間）を踏まえ、3 年間とする。

・C 水準は、医療機関単位では B・連携 B 水準と重複することが想定され、また、指定期間を設けることにより、指定要件の適合性を定期的かつ包括的に点検することが可能になることから、B・連携 B 水準と同じく、対象医療機関の有効期間を 3 年間とする。

・医師個人については、医療機関が B・連携 B・C 水準の対象医療機関として指定される事由に係る業務に従事する期間のみ当該水準が適用される。

・C-1 水準では、臨床研修プログラム又は専門研修プログラム／カリキュラムの研修期間、C-2 水準では特定高度技能研修計画の有効期間において当該水準が適用される。

図表 4.15

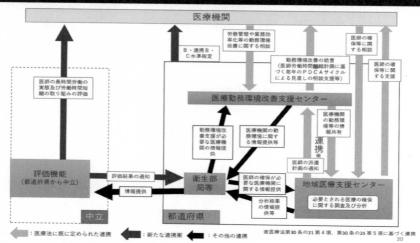

出所：第 11 回　医師の働き方改革の推進に関する検討会　資料

(5) 評価の頻度

・B・連携 B・C 水準の対象医療機関としての都道府県による指定の有効期間を 3 年としており、指定の際に評価結果を踏まえる必要があることから、評価機能による評価のサイクルについても、3 年に 1 回とする。

・2024 年 4 月前に一斉に評価機能による初回の評価の受審及び B・連携 B・C 水準の対象医療機関の指定の申請が行われることを考えると、初回の評価を行う期間は実質 2022 年度の 1 年間のみと想定されることから、初回の評価については原則書面で評価を行い、評価結果の明らかに悪い医療機関については、2023 年度に訪問評価を行う（図表 4.16）。

(6) 医師の時間外労働短縮目標ライン（大臣指針）

・地域医療確保暫定特例水準の対象医療機関の実態をなるべく A 水準の対象

図表 4.16

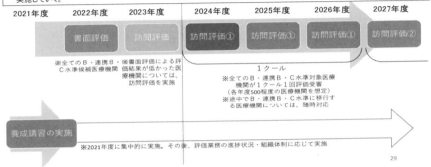

出所：第11回　医師の働き方改革の推進に関する検討会資料

医療機関に近づけていきやすくなるよう、「医師の時間外労働短縮目標ライン（以下、「短縮目標ライン」という。）」を国として設定する。

・短縮目標ラインは、2035年度末を目途に地域医療確保暫定特例水準を解消するために、「全ての地域医療確保暫定特例水準適用医師が到達することを目指すべき時間外労働（休日労働を含む）の上限時間の目標値」とする。

・地域医療確保暫定特例水準の対象医療機関が、医師労働時間短縮計画において設定する時間外・休日労働時間数の目標は、この短縮目標ラインを目安とする。

・短縮目標ラインは、2024年4月時点での時間外・休日労働時間数に応じ、3年ごと段階的に設定する。具体的には、2024年4月時点での時間外・休日労働時間数を年X時間として設定する（**図表4.17**）。

・地域医療確保暫定特例水準については、報告書において、「段階的な見直しの検討を行いつつ、規制水準の必要な引き下げを実施」することとされており、短縮目標ラインについても、上記の設定期間にあわせて見直しを検討する。

図表 4.17

年度		2024	...	2027	...	2030	...	2033	...	2036
短縮目標ライン	2024年4月時点での時間外労働時間:年X時間	X	...	X-(X-960)/4	...	X-2(X-960)/4	...	X-3(X-960)/4	...	960
	例①: 年1,860時間の場合	1,860	...	1,635	...	1,410	...	1,185	...	960
	例②: 年1,560時間の場合	1,560	...	1,410	...	1,260	...	1,110	...	960
	例③: 年1,260時間の場合	1,260	...	1,185	...	1,110	...	1,035	...	960

4-7　追加的健康確保措置の履行確保のための枠組み

　追加的健康確保措置は医事法制・医療政策における義務等であることから、都道府県がその実施を医療法第25条第1項に規定する立入検査※5の中で確認する。立入検査は、全医療機関に対して原則毎年1回実施されており、最低年1回、各医療機関において時間外労働時間に応じた面接指導、連続勤務時間制限、勤務間インターバル等の追加的健康確保措置が適切に実施されているかを確認し、必要に応じて指導、改善命令を行う（**図表4.18**）。

・追加的健康確保措置が未実施であった場合
　⇒医療法第25条第1項の立入検査を通じて指導を行うことと併せて、都道府県（医療勤務環境改善支援センターを含む。）において追加的健康確保措置の実施に必要な支援を行うほか、必要に応じて地域医療対策協議会等を活用した医師の確保や地域の医療提供体制の機能分化・連携等の必要な措置を行うことが考えられる。

・それでもなお、追加的健康確保措置が実施されない場合
　⇒都道府県が改善命令の措置を行うことが考えられ、最終的に改善命令に従わない場合には、B・連携B・C水準の対象医療機関の指定の取消や罰則の適用を行うといった、あくまでも改善を主眼に置いた段階的な履行確保の枠組みとする。

・都道府県が医療法第25条第1項の立入検査の中で労働関係法令違反につながるおそれのある状況を発見する場合
　⇒医療勤務環境改善支援センターと連携して支援を行い、それでも改善が見込まれない場合には、都道府県労働局へ情報提供を行う。

※5：医療法第25条第1項に規定する立入検査
　　　都道府県知事、保健所を設置する市の市長又は特別区の区長は、必要があると認めるときは、病院、診療所若しくは助産所の開設者若しくは管理者に対し、必要な報告を命じ、又は当該職員に、病院、診療所若しくは助産所に立ち入り、その有する人員若しくは清潔保持の状況、構造設備若しくは診療録、助

図表4.18

追加的健康確保措置の義務及び履行確保の流れ

	36協定の月上限	連続勤務時間制限・インターバル規制等		面接指導・就業上の措置	(参考) 時短計画の策定
A水準適用者のみ医療機関	100時間未満	努力義務			
	100時間以上	努力義務		義務 (※1)	
B・連携B指定あり医療機関	100時間未満	B・連携B業務対象者は義務	その他の業務対象者は努力義務	義務 (※2)	義務
	100時間以上				
C指定あり医療機関	100時間未満	C業務対象者は義務	その他の業務対象者は努力義務	義務 (※2)	義務
	100時間以上				

（※1）当月の時間外労働が80時間超になった場合、疲労度確認を行い、疲労の蓄積に応じて面接指導を実施。
（※2）当月の時間外労働が100時間になる前に面接指導を実施。例えば、前月の時間外労働が80時間超となった場合、あらかじめ面接指導のスケジュールを組んでおく。

出所：第11回医師の働き方改革の推進に関する検討会　資料

　産録、帳簿書類その他の物件を検査させることができる。

4-8　今後の検討課題

・今般、新たに「令和元年医師の勤務実態調査」を実施したところ、上位1割に該当する医師は年1,824時間以上の時間外労働を行っているという結果であった。

・地域医療確保暫定特例水準における時間外労働の上限は引き続き1,860時間とするが、2024年4月以降、実態調査等を踏まえた段階的な見直しの検討を行いつつ、必要な引下げを実施する。

・集中的技能向上水準については、研修及び医療の質を低下させずに効率的な研修を実現していくことによって技能向上に要する時間の短縮が図られる可能性もあり、将来的な縮減を志向しつつ、研修及び医療の質の評価とともに中長期的に検証していく必要がある（**図表4.19**）。

・医師の勤務実態調査は、上限規制適用開始前に実施する方向で、調査の時期

図表4.19

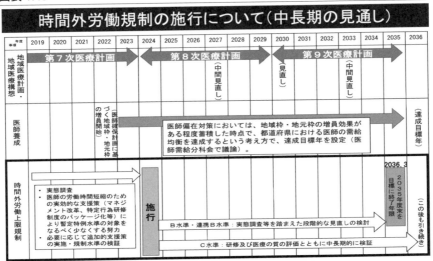

出所：第11回　医師の働き方改革の推進に関する検討会　資料

や効果的な手法について引き続き検討する。

・地域医療構想の推進や医師の偏在対策等の医療提供体制改革が医師の労働時間に与える影響、逆に医師の働き方改革が医療提供体制に与える影響の双方を慎重に注視しつつ、取組を進めて行くことが必要である。

・地域医療構想の推進や医師の偏在対策等の医療提供体制改革を、地域医療構想調整会議や地域医療対策協議会等における協議等を通じて進めることにより、各地域で医師の長時間労働の必要性が解消され、地域医療確保暫定特例水準の解消につながることが期待される。

Chapter 5

医師から他職種への
タスク・シフティング/
タスク・シェアリング

Chapter5 のポイント

　勤務医の負担軽減に効果的であるといわれているのが、タスク・シフティング/タスク・シェアリングです。

　タスク・シフティング先は、看護職が中心とならざるを得ません。現在でもチーム医療を推進するために、特定行為研修を修了した看護師が特定行為を実施しています。また、厚生労働省医政局に設置された「医師の働き方改革を進めるためのタスク・シフト/シェアの推進に関する検討会」では、法改正等を行ってタスク・シフトを推進する方向でいくつかの移管業務が提案されています。

　しかし、これまでもタスク・シフティングが可能な業務があるにもかかわらず、それができていない現場の課題・問題点も存在しています。それらについても理解した上でタスク・シフティング/タスク・シェアリングの実現可能性について考えてみましょう。

5-1　タスク・シフト/シェアの推進

　医師の働き方改革に関する検討会の「報告書」において、医師の労働時間短縮を強力に進めていくための具体的方向性として、タスク・シフティング/タスク・シェアリングの必要性が指摘されています。チーム医療の推進（タスク・シェアリング）と看護師をはじめとする他職種への業務の移管（タスク・シフティング）がポイントです。

(1) タスク・シフティング/タスク・シェアリングの必要性
（「医師の働き方改革に関する検討会報告書」より一部抜粋）

・医療は医師だけでなく多様な職種の連携によりチームで提供されるものであるが、患者へのきめ細かなケアによる質の向上や医療従事者の負担軽減による効率的な医療提供を進めるため、さらにチーム医療の考え方を進める必要がある。

・医師の労働時間の短縮のために、医療機関内のマネジメント改革（管理者・医師の意識改革、医療従事者の合意形成のもとでの業務の移管）や共同化（タスク・シフティング/タスク・シェアリング）を徹底して取り組んでいく必要がある。

・医療機関全体としての効率化や他職種も含めた勤務環境改善に取り組むことが不可欠であり、個々の医療現場においてチーム医療の推進やICT等による業務改革が実際に進んでいくための、実効的な支援策が必要である。

・チーム医療の推進に関しては、頻度の高い特定行為や特定行為研修をパッケージ化し養成することにより、看護の質向上及びチーム医療を推進するが、更なるタスク・シフティングの推進に向けて現行の資格制度を前提としたものに加え、将来的にはナース・プラクティショナー（NP）など、従来の役割分担を変えていく制度的対応を検討すべきである。

・更なるタスク・シフティングの推進は重要であり、そのために、まずは現行の資格の下での各職種の役割分担をどのようにしていくかについて、現行制

度の下でのタスク・シフティングを最大限推進しつつ、看護師が医師の直接
的な指示なく対応できる等、多くの医療専門職種それぞれが自らの能力を活
かし、より能動的に対応できる仕組みを整えることが重要である。

(2) 医師の勤務環境改善策の取組状況について

　第4回医師の働き方改革に関する検討会において、四病院団体協議会（日本
病院会、全日本病院協会、日本医療法人協会、日本精神科病院協会）による「医師
の勤務環境改善策の取り組み状況についての緊急調査の結果」が提出され、各
医療機関において行われているタスク・シフティングの現状について報告され
ています（調査施設数639）。

【各医療機関において行われているタスク・シフティングの現状】
（「第4回医師の働き方改革に関する検討会」より関連部分要約）

・**図表5.1**は医師と業務分担を行う職種の勤務状況についてまとめたデータで
　ある。特定行為を行う特定看護師が勤務している施設は8.5％に過ぎない
　が、増員希望の施設は37.7％であった。
　　病棟配置の医師事務作業補助者が勤務している施設が30.5％、外来配置
　の医師事務作業補助者が勤務している施設が54.3％となっている。診療報
　酬上で医師事務作業補助者は医師の補助以外はできないために、病棟配置は
　外来配置に比べて低い状況になっている。
・**図表5.2**は看護師等が行っている業務の割合を示している。比較的軽微な医
　療行為である点滴の実施、静脈ラインの確保、尿道カテーテルの留置、静脈
　注射の実施等の割合について、原則実施の割合は72.1〜84％であるが、一
　部のみ実施を加えると90％以上になる（左側グラフ参照）。逆に言えば、こ
　れらの割合の施設しか軽微な医療行為の実施さえも行っていないといえるの
　ではないか。
　　点滴や静脈ラインの確保等、軽微な医療行為については、看護師がおおむ
　ね実施していることがわかったが、このような軽微な医療行為は、医師の負
　担軽減を推進する観点から、一層タスク・シフティングを進めていくべきで

図表 5.1

Ⅱ. 勤務環境改善の状況：効率的な医療提供体制に向けた取り組み【医師と業務分担を行う職種②】					

○ 特定看護師が勤務している施設は8.5%。
○ 病棟配置の医師事務作業補助者が勤務している施設は30.5%、外来配置の医師事務作業補助者が勤務している施設は54.3%。

医師と業務分担を行う職種の勤務状況

	件数	割合			
		勤務している	勤務していない	無回答	合計
医療安全、感染、教育等の専門家	639件	55.7%	43.7%	0.6%	100.0%
病棟薬剤師	639件	48.5%	50.5%	0.9%	100.0%
特定看護師	639件	8.5%	88.9%	2.7%	100.0%
認定看護師	639件	60.3%	39.0%	0.8%	100.0%
専門看護師	639件	21.3%	76.7%	2.0%	100.0%
前方・後方連携担当者	639件	65.4%	33.0%	1.6%	100.0%
病棟配置の医師事務作業補助者（診療支援）	639件	30.5%	68.2%	1.3%	100.0%
外来配置の医師事務作業補助者（診療支援）	639件	54.3%	44.4%	1.3%	100.0%
診療情報管理士	639件	63.8%	35.1%	1.1%	100.0%
医局秘書（管理業務支援）	639件	50.2%	48.8%	0.9%	100.0%

医師と業務分担を行う職種の増員予定

	件数	割合			
		増員予定あり	増員予定なし	無回答	合計
医療安全、感染、教育等の専門家	356件	8.7%	46.6%	44.7%	100.0%
病棟薬剤師	310件	23.5%	37.1%	39.4%	100.0%
特定看護師	53件	37.7%	34.0%	28.3%	100.0%
認定看護師	385件	42.9%	16.1%	41.0%	100.0%
専門看護師	136件	31.6%	30.9%	37.5%	100.0%
前方・後方連携担当者	418件	20.6%	34.4%	45.0%	100.0%
病棟配置の医師事務作業補助者（診療支援）	195件	22.6%	34.9%	42.6%	100.0%
外来配置の医師事務作業補助者（診療支援）	346件	24.0%	34.1%	41.9%	100.0%
診療情報管理士	408件	20.8%	36.3%	42.9%	100.0%
医局秘書（管理業務支援）	321件	4.7%	50.8%	44.5%	100.0%

出所：第4回　医師の働き方改革に関する検討会　資料

あろう。

　一方、特定看護師が勤務している病院に限定した場合の割合（右側グラフ参照）は、限定しない場合に比して高く、特定看護師が勤務している病院ではタスク・シフティングが進んでいる。

・**図表5.3**は、特定行為についてまとめたデータである。特定行為の原則実施はおおむね10%以下であるが（左側グラフ参照）、特定看護師を採用している施設に限定した場合（右側グラフ参照）は、特定行為の原則実施、一部のみ実施の合計の実施率は15～50%程度であった。特定看護師を採用することで医師の業務が減少するといえる。

　特定行為業務を特定看護師が実施している施設は一部に限られているが、特定看護師のいる病院は、ある程度タスク・シフティングが進んでいる。

図表 5.2

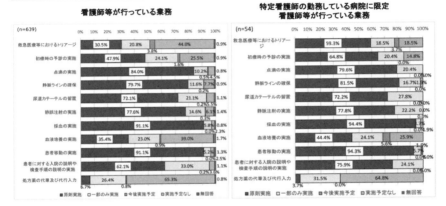

出所：第4回　医師の働き方改革に関する検討会　資料

　また、軽微な医療行為についても、特定看護師がいる施設のほうがタスク・シフトが進んでいる。ただし、特定看護師のいる施設の割合が8.5%にすぎない。今後これを広げていくためには行政側の支援等が必要と思われる。

・**図表5.4**は、医師事務作業補助者が行っている業務をまとめたデータである。代表的な業務として診断書の代筆、民間保険会社からの診断書の代筆、または介護保険の主治医意見書の代筆もしくは代行入力があるが、全体で6割強の病院でこれらの業務が実施されている（左側グラフ参照）。医師事務作業補助者を配置している病院に限ると、約9割の施設でこれらの業務が実施されており（右側グラフ参照）、医師事務作業に関してはタスク・シフティングが進んでいる。

・**図表5.5**は、その他の職種あるいは医師間のタスク・シェアリングを実施し

図表5.3

Ⅱ．勤務環境改善の状況：効率的な医療提供体制に向けた取り組み【看護師等が行っている業務②】

○ 特定行為については、原則実施は概ね10%以下。
○ 特定看護師を採用している施設においては、特定行為の原則実施、一部のみ実施の合計の実施率は15～50%程度。

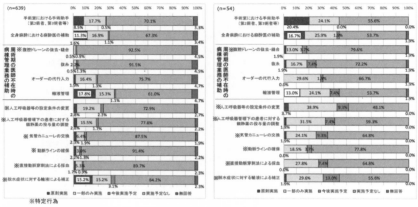

出所：第4回　医師の働き方改革に関する検討会　資料

図表5.4

Ⅱ．勤務環境改善の状況：効率的な医療提供体制に向けた取り組み【医師事務作業補助者等が行っている業務】

○ 医師事務作業補助者を配置している施設では、診断書、民間保険会社からの診断書等及び主治医意見書の代筆及び代行入力等の業務は大半の施設で実施されている。

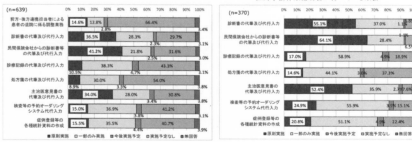

出所：第4回　医師の働き方改革に関する検討会　資料

図表 5.5

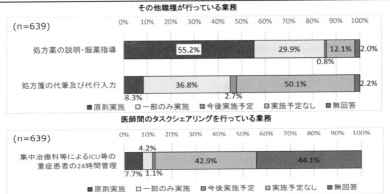

Ⅱ. 勤務環境改善の状況：効率的な医療提供体制に向けた取り組み【その他職種、医師間の業務】

○ 処方薬の説明・服薬指導は、原則医師以外のその他職種が実施している施設は55.2%。
○ 集中治療科等によるICU等の重症患者の24時間管理を原則実施している施設は7.7%。

その他職種が行っている業務

(n=639)

処方薬の説明・服薬指導　55.2%　29.9%　12.1%　2.0%　0.8%

処方箋の代筆及び代行入力　8.3%　36.8%　2.7%　50.1%　2.2%

■原則実施　□一部のみ実施　■今後実施予定　■実施予定なし　■無回答

医師間のタスクシェアリングを行っている業務

(n=639)

集中治療科等によるICU等の重症患者の24時間管理　7.7%　1.1%　4.2%　42.9%　44.1%

■原則実施　□一部のみ実施　■今後実施予定　■実施予定なし　■無回答

出所：第4回　医師の働き方改革に関する検討会　資料

ている割合を示している。処方薬の説明・服薬指導については、原則医師以外のその他職種が実施している施設が 55.2%、集中治療科等による ICU 等の重症患者の 24 時間管理を原則実施している施設は 7.7%であった。

集中治療科等による 24 時間管理が進んでいないのは、集中治療科の医師がそもそも少ないからではないかと考えられる。

(3) タスク・シフト/シェア推進のポイント

（「医師の働き方改革を進めるためのタスク・シフト/シェアの推進に関する検討会『議論の整理』（2020（令和2）年 12 月 23 日）」より一部抜粋）

1) タスク・シフト/シェア可能な業務

タスク・シフト/シェア可能な業務は、医行為（当該行為を行うに当たり、医師の医学的判断及び技術をもってするのでなければ人体に危害を及ぼし、または危害を及ぼすおそれのある行為）に該当する業務とそうでない業務がある。

医行為ではない業務については、職種毎の専門性を踏まえつつ、幅広い職種

にタスク・シフト/シェアしていくことが重要である。

医行為については、自身の判断により実施することができるのは医師に限定されている。しかしながら、その他の医療専門職種もそれぞれの職域毎に医学的判断及び技術に関連する内容を含んだ専門教育を受け、一定の能力を有していることを前提に、実際に業務実施に当たる個人の能力の範囲内で実施できるか否かに関する医師の医学的判断をもって、医師の指示の下、職種毎に診療の補助として実施可能な業務を各資格法に定めることにより、その定められた範囲内で医行為を実施することができることとされている。

したがって、医行為にあたる業務のタスク・シフト/シェアについては、医師の指示の下で行われることを前提として、医療の質や安全性を担保しながら、推進していくことが重要である。

2）医師の指示について

医師の指示が成立する条件として、「対応可能な患者の範囲が明確にされていること」、「対応可能な病態の変化が明確にされていること」、「指示を受ける者が理解し得る程度の指示内容（判断の規準、処置・検査・薬剤の使用の内容等）が示されていること」、「対応可能な範囲を逸脱した場合に、早急に医師に連絡を取り、その指示が受けられる体制が整えられていること」が必要となる。

指示の中には、医行為を実施する際に伴う様々な判断（実施の適否や実施方法等）について、指示を受けた者が裁量的に行う必要が無いよう、できるだけ詳細な内容をもって行われる具体的指示と、指示を受けた者が患者の状態に応じて柔軟に対応できるよう、医師が、患者の病態の変化を予測し、その範囲内で指示を受けた者が実施すべき行為について一括した包括的指示がある（**図表5.6**）。

3）タスク・シフト/シェア推進の方向性

厚生労働省医政局が行ったヒアリングにおいて、タスク・シフト/シェア可能な業務として挙げられた約300項目から、具体的なタスク・シフト/シェアを推進する業務について、「現行制度の下で実施可能な業務」と「現行制度で

図表 5.6

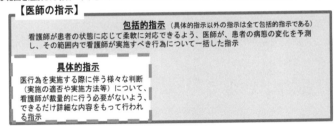

看護師が行う診療の補助における医師の指示について

＜指示が成立する前提条件＞　（「チーム医療の推進に関する検討会報告書」より）
①対応可能な患者の範囲が明確にされていること
②対応可能な病態の変化が明確にされていること
③指示を受ける看護師が理解し得る程度の指示内容（判断の規準、処置・検査・薬剤の使用の内容等）が示されていること
④対応可能な範囲を逸脱した場合に、早急に医師に連絡を取り、その指示が受けられる体制が整えられていること

【医師の指示】

包括的指示（具体的指示以外の指示は全て包括的指示である）
看護師が患者の状態に応じて柔軟に対応できるよう、医師が、患者の病態の変化を予測し、その範囲内で看護師が実施すべき行為について一括した指示

具体的指示
医行為を実施する際に伴う様々な判断（実施の適否や実施方法等）について、看護師が裁量的に行う必要がないよう、できるだけ詳細な内容をもって行われる指示

出所：第2回　医師の働き方改革を進めるための　タスク・シフト/シェアの推進に関する検討会　資料

実施可能か明確に示されていない業務」、「現行制度では実施できない業務（実施するためには法令改正が必要な業務）」の３つに分けて検討を行った。

「現行制度の下で実施可能な業務」のうち、各医療機関において特にタスク・シフト/シェアを推進するものとして、「医師側団体（病院団体を含む）から提案された業務」、「特に長時間労働を行っているとされている診療科や複数診療科に関連する業務」、「ある病院における業務時間の実態に基づき月間の削減可能な時間数の推計が大きい業務」、「説明や代行入力といった職種横断的な業務」、「これまでの通知等でタスク・シフト/シェア可能な業務として示された業務」を中心に選定を行った（**図表5.7**）。

「現行制度で実施可能か明確に示されていない業務」については、内容を整理し、現行制度の下で実施可能な範囲を明確に示した。

4) 現行制度では実施できない業務（実施するためには法令改正が必要な業務）

「現行制度では実施できない業務」については、医師の働き方改革に資するものに取り組む必要があるという前提のもと、その要件や教育・研修のあり方等

図表 5.7

現行制度の下で実施可能な業務のうち特に推進するもの

(1) 職種に関わりなく特に推進するもの	
ⅰ）説明と同意	ⅱ）各種書類の下書き・仮作成
・具体的には、看護師や診療放射線技師、臨床検査技師、理学療法士、作業療法士、視能訓練士、言語聴覚士等による検査等の説明と同意、薬剤師による薬物療法全般に関する説明、医師事務作業補助者や看護補助者による入院時の説明（オリエンテーション）、等	・具体的には、理学療法士、作業療法士、言語聴覚士によるリハビリテーションに関する書類の作成・所見の下書きの作成、医師事務作業補助者による診療録の代行入力、医師事務作業補助者による損保会社等に提出する診断書、特定疾患等の申請書、介護保険主治医意見書等の書類、入院診療計画書や退院療養計画書等診療報酬を算定する上で求められる書類、紹介状の返書などの書類の下書き、等
ⅲ）診察前の予診等	ⅳ）患者の誘導
・具体的には、看護師による診察前の問診や検査前の情報収集（病歴聴取・バイタルサイン測定・トリアージ、服薬状況の確認、リスク因子のチェック、検査結果の確認）、医師事務作業補助者の診察前の予診（医師が診察をする前に、診療に支障のない者が予備的に患者の病歴や症状などを聞いておく行為）、等	・具体的には、看護補助者による院内での患者移送・誘導、診療放射線技師による放射線管理区域内への患者誘導、臨床工学技士の患者の手術室退室誘導、等
(2) 職種毎に推進するもの	
ⅰ）助産師	ⅱ）看護師
・助産師外来・院内助産（低リスク妊婦に対する妊婦健診・分娩管理、妊産婦の保健指導）	・特定行為（38行為21区分）の実施 ・予め特定された患者に対し、事前に取り決めたプロトコールに沿って、医師が事前に指示した薬剤の投与、採血・検査の実施 ・救急外来において、医師が予め患者の範囲を示して、事前の指示や事前に取り決めたプロトコールに基づき、血液検査オーダー入力、採血、検査の実施 ・画像下治療（IVR）/血管造影検査等各種検査・治療における介助 ・注射、ワクチン接種、静脈採血（静脈路からの採血を含む）、静脈路確保・抜去及び止血、末梢留置型中心静脈カテーテルの抜去及び止血、動脈ラインからの採血、動脈ラインの抜去及び止血 ・尿道カテーテル留置
ⅲ）薬剤師	
・手術室・病棟等における薬剤の払い出し、手術後残薬回収、薬剤の調製等、薬剤の管理に関する業務 ・事前に取り決めたプロトコールに沿って、処方された薬剤の変更（投与量・投与方法・投与期間・剤形・含有規格等） ・効果・副作用の発現状況や服薬状況の確認等を踏まえた服薬指導、処方提案、処方支援	
ⅳ）診療放射線技師	ⅴ）臨床検査技師
・血管造影・画像下治療(IVR)における医師の指示の下、画像を得るためカテーテル及びガイドワイヤー等の位置を医師と協働して調整する操作 ・医師の事前指示に基づく、撮影部位の確認・追加撮影オーダー（検査で認められた所見について、客観的な結果を確認し、医師に報告）	・心臓・血管カテーテル検査・治療における直接侵襲を伴わない検査装置の操作（超音波検査や心電図検査、血管内の血圧の観察・測定等） ・病棟・外来における採血業務（血液培養を含む検体採取）
ⅵ）臨床工学技士	ⅶ）医師事務作業補助者
・手術室、内視鏡室、心臓・血管カテーテル室等での清潔野における器械出し（器械や診療材料等） ・医師の具体的指示の下、全身麻酔装置の操作や人工心肺装置を操作して行う血液、補液及び薬剤の投与量の設定等	・医師の具体的指示の下、診療録等の代行入力

の検討を踏まえ、法令改正を行った上で診療放射線技師、臨床検査技師、臨床工学技士へ静脈路の確保等の業務をタスク・シフトする。その他の業務については、今後の医療の変化を踏まえながら、順次検討を行う。実施するために法令改正が必要な業務については、下記の3つの要件で整理を行う。

　要件1　原則として各資格法の資格の定義とそれに付随する行為の範囲内の業務（資格付随業務）であること。

　要件2　その職種が担っていた従来の業務の技術的基盤の上にある隣接業務（技術隣接業務）であること。

　要件3　教育カリキュラムや卒後研修等によって安全性を担保できること。（安全性の担保）

　各職種の資格法が国として安全に質の高い医療を提供するに当たっての保証制度であることを踏まえ、要件1と要件3を満たす業務について取り組む。

　その上で、業務範囲に追加する業務の内容に応じて、安全性の担保について以下のような対応をとる。

業務範囲の見直しに伴う教育・研修の考え方

・現行の養成課程において、必要な知識の習得が明確に担保されている業務

　⇒（a）養成課程の見直しや研修の受講の義務付けは行わない（ただし、医療安全上の配慮が特に必要な場合は、事前の医師の明確な指示や緊急時の連絡体制の整備、緊急時のマニュアルの整備等、安全に実施する上での留意事項を通知により示す。）。

・現行の養成課程において必要な知識の習得が担保されていることが明確でない業務

　⇒（b）当該業務が従来の業務の技術的基盤の上にある（要件2を満たす）場合は、養成課程において必要な教育内容として明確化するとともに、既に資格を取得済みの者については、法令による研修の受講の

義務付けは行わないが、通知により、当該業務の実施に当たって追加的な知識の修得が必要な者について、職能団体が実施する研修を受けることを求める。

⇒（c）当該業務が従来の業務の技術的基盤の上にない（要件2を満たさない）場合は、養成課程において必要な教育内容を追加するとともに、既に資格を取得済みの者については、法令により、厚生労働大臣が指定する研修を受講することを業務実施の要件とする。

（4）現場におけるタスク・シフト/シェアの課題・問題点

　他職種にタスク・シフトするには、タスク・シフト先に余力がないと難しく、結局、増員が必要になるケースも多くあると考えられます。

　また、タスク・シフトして起きた医療事故等の責任はどうなるのかという問題もあります。指示のない形で医療行為をできるようにするということには、国民の理解がどこまで得られるかも課題でしょう。このように、タスク・シフト/シェアの拡大には課題が多くあります。

　本編の次項以降では、医療現場でのチーム医療（タスク・シェアリング）の考え方や、タスク・シフトを受ける側の医療職の視点からみたタスク・シフトの現況とさらなる拡大について、看護師（助産師）・薬剤師・臨床検査技師のマネジメント職の皆さんからご意見をいただきます。

5-2　チーム医療

(1) チーム医療の歴史

　医師、歯科医師、薬剤師、看護師、助産師等は戦前から資格として存在していました。医療専門職がより専門分化してきたのは戦後のことです。戦後、医療福祉等関係職種資格の法制化が進み栄養士（1947）、歯科衛生士（1948）、診療放射線技師（1951）、臨床検査技師（1958）、理学療法士（1965）、作業療法士（1965）、視能訓練士（1971）、臨床工学技士（1987）、社会福祉士（1987）、介護福祉士（1987）、救急救命士（1991）、言語聴覚士（1997）、精神保健福祉士（1997）等、多くの職種が生まれました。多くの職種が生まれる以前は、医師、歯科医師、薬剤師以外の役割を、広く浅く看護師が担っていました。医療の高度化により看護職だけでは担いきれなくなり、職種の分化が進みました。職種の分化により、患者はより専門性の高いケアを受けることが可能になりました。一方で、1つの職種に特化された技術とサービスのみでは1人の患者の複合的なニーズに応えることができない状況を拡大させていきました。

　1999年に某大学病院で患者を取り違えて手術を実施したことをきっかけに日本における医療安全活動が急速に進み、医師を中心とした医療から、患者をパートナーとした医療の在り方及び患者サービスの在り方が議論されました。

　2009（平成21）年8月に、厚生労働省は「チーム医療の推進に関する検討会」を立ち上げて、医師と看護師等の協働・連携の検討を継続的に行い、2010年3月に報告書「チーム医療の推進について」が取りまとめられました。さらに、報告書の内容を踏まえて「医療スタッフの協働・連携によるチーム医療の推進について」（2010年4月30日付け医政発第0430第1号厚生労働省医政局長通知）を発出し、医療スタッフが実施することができる業務の内容について整理されました（巻末資料参照）。2014年6月18日、第186回通常国会で「地域における医療及び介護の総合的な確保を推進するための関係法律の整備等に関する法律」が成立し、これを受けて、2015（平成27）年に医療福祉等関係職種の

法律が改正・施行され、医療の現場で「チーム医療」が推進されることになりました。

(2) チーム医療とは

　近年、医療の質や安全性の向上及び高度化・複雑化に伴う業務の増大に対応するため、多種多様なスタッフが各々の高い専門性を前提とし、目的と情報を共有し、業務を分担するとともに互いに連携・補完しあい、患者の状況に的確に対応した医療を提供する多職種連携⇒「チーム医療」が様々な医療現場で実践されています。チーム医療とは、医療環境で互いに対等に連携して治療やケアにあたることで患者中心の医療を実現しようというものです。

　チーム医療推進協議会の定義では、「われわれが目指すチーム医療とは、医師をはじめとするメディカルスタッフが、患者とともに、それぞれの専門性をもとに、高い知識と技術を発揮し、互いに理解し目的と情報を共有して、連携・補完し合い、その人らしい生活を実現するための医療である」[1]と述べています（**図表5.8**）。

　病院経営の観点からのチーム医療は、「スタッフ、患者双方の満足度と収益力の向上を両立させるという狙いがある。チーム医療がうまく導入できれば、①スタッフの負担が減り、働きやすい環境が実現し、②優秀な人材が集まり、医療の質が向上し、③患者が集まり、収益力が向上するという好循環が生まれる。チーム医療がうまく機能すれば、治療の質・効率を上げることができる」[2]と述べられています。

(3) チーム医療を推進するための基本的な考え方

　近年、医学の進歩、高齢化の進行等に加えて、患者の社会的・心理的な観点及び生活への十分な配慮も求められており、チーム医療の推進は必須です。

　チーム医療推進方策検討ワーキンググループ（厚生労働省）において、「チーム医療を推進する目的は、専門職種の積極的な活用、多職種間協働を図ること等により医療の質を高めるとともに、効率的な医療サービスを提供することにある。医療の質的な改善を図るためには、『コミュニケーション』、『情報の共

図表5.8　チーム医療のイメージ図

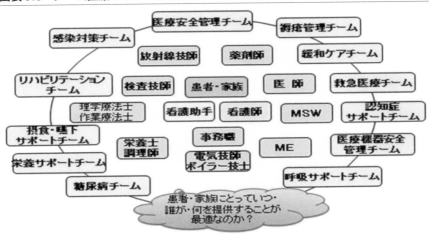

有化』、『チームマネジメント』の３つの視点が重要であり、効率的な医療サービスを提供するためには、『情報の共有』、『業務の標準化』が必要である。」[3)]
とされ、以下のような「チーム医療」を実践するための重要なポイントが示されています。

「・チームアプローチの質を向上するためには、互いに他の職種を尊重し、明確な目標に向かってそれぞれの見地から評価を行い、専門的技術を効率良く提供することが重要です。そのためには、カンファレンスを充実させることが必要であり、カンファレンスが単なる情報交換の場ではなく議論・調整の場であることを認識すること。

・チームアプローチを実践するためには、様々な業務について特定の職種に実施を限定するのではなく、関係する複数の職種が共有する業務も多く存在することを認識し、患者の状態や医療提供体制等に応じて臨機応変に対応すること。

・医療スタッフ間における情報の共有のための手段としては、定型化した書式による情報の共有化や電子カルテを活用した情報の一元管理等が有効であり、そのための診療情報管理体制の整備等は重要であること。」[3)]

　しかし、現場においては、○○チームカンファレンス、▲▲チームカンファレンスとチームが増える毎に各チームカンファレンスが増え、同じ患者に対して種々のチームカンファレンスが何度も開催され、そのたびに多くの職種、特に患者の日々の状況を一番よく知っている看護職は時間を割かれている現状があります。

　例えば、褥瘡のある患者のケアを褥瘡管理チームで検討するカンファレンスが開催された場合、「褥瘡の改善」を目的に検討されます。褥瘡の改善には、栄養状態の改善も重要な視点となるので、NST（栄養サポートチーム）の関わりが必要になります。さらに、褥瘡に感染を起こし治りが悪い場合は、感染対策チームとの関わりも必要になっていきます。そうなると各チーム間の連携が重要になり、それをつなぐ役割を看護職が担っている現状があります。チーム活動優先のカンファレンスから患者を中心とした多チーム合同のカンファレンスへの移行が重要な課題だと感じています。現在実現している施設もあるかもしれませんが、チーム縦割りではなく、必要に応じて1人の患者・家族を中心に、褥瘡、栄養、リハビリ、感染等のチームが合同でカンファレンスを開催できないものかと理想を描いています。

(4) チーム医療と診療報酬

　病院では、チーム医療を実施することによって診療報酬として対価を受け取ることができます。保険制度により支払われる診療報酬には、施設基準が厳しく定められています。施設基準をクリアするためには、概ね、入院時の患者アセスメント、それに伴う看護（ケア）計画の立案と実施、提供した医療・ケアの評価、1回/週のカンファレンスやラウンドの実施、1回/月○○委員会の開催、参加者及びその議事録等が求められます。委員会のメンバーは、必ず医師が委員長を務め、専門性に特化した専門看護師や認定看護師の参加も必須要件になっています。

　医療安全管理や感染対策等は、病院として取り組んでいて当然のことです。組織的に取り組めていない場合は減算される仕組みになっています。チーム医療に関する加算は、患者の個別性に対応して必要な医療・ケアやカンファレン

ス等を提供したことに対して算定されます。

【診療報酬で点数化された主なチーム医療（一部抜粋）】

（出典：診療情報早見表　2020 年 4 月　医学通信社）

- 医療安全管理体制、院内感染防止対策、褥瘡対策及び栄養管理体制の基準……体制が整備されていないと減算
- 医療安全対策加算
- 医療安全地域連携加算
- 感染防止対策加算：感染制御チーム、抗菌薬適正使用支援チーム
- 認知症ケア加算：認知症ケアチーム
- 摂食嚥下支援加算：摂食嚥下支援チーム
- 排尿自立支援加算：排尿自立支援チーム
- 栄養サポートチーム加算：栄養サポートチーム
- 褥瘡ハイリスク患者ケア加算：褥瘡対策チームと連携
- 呼吸ケアチーム加算：呼吸ケアチーム
- 緩和ケア診療加算：緩和ケアチーム
- 精神科リエゾンチーム加算：リエゾンチーム　等

　各チーム活動には必ず医師の存在が必要で、委員会や院内横断的なカンファレンス等には医師の参加が不可欠です。医師は、外来患者や入院患者の診療を担当しているだけでなく、常にチーム医療のリーダーであり、病院経営に欠かすことのできない役割を担っているといえます。しかし、医師の働き方改革から見ると、医師の委員会やカンファレンスへの参加は大きな負担になっています。

(5)　チーム医療の今後の方向性

　2000（平成 12）年 4 月に「介護保険制度」が開始され、2005（平成 17）年「地域包括ケアシステム」という用語がはじめて使用されました。

地域包括ケアシステム（図表5.9）

　地域包括ケアシステムが必要になったのは、日本における急速な少子高齢化が背景にあります。2000年に介護保険制度が創設され以来、介護サービスを利用する人は着実に増加しています。これからますます少子高齢化が進み、既存の制度・サービスでは十分な支援を行うことが難しくなります。

　地域包括システムは、団塊の世代の約800万人が75歳以上を迎える2025年を見据え、介護を必要とする高齢者が住み慣れた地域で自分らしい最後を迎えられるような社会づくりをしていくことを目指したものです。2011年に介護保険法が改正され、条文に「自治体が地域包括ケアシステム推進の義務を担う」と明記されました。その実現のためには、それぞれの地域の状況に応じた、住まい・医療・介護・生活支援についてサービスが包括（まとまって）して受けられる仕組みづくりが必要です。地域包括システムの4本の柱は、①自助、②公助、③共助、④互助です。

　現在、病気になったときに地域のどこでどのような医療が受けられるのかといった不安や、退院後の在宅医療や介護を受けるための流れや仕組みがどうなっているのかといった医療機関や介護福祉施設等の相互の連携が見えにくいという現状があります。第5次医療法改正で、「各々の医療施設の機能に合わせて、医療機関相互の連携や役割分担を行うこと。また、より効率的な医療提供体制を確立することで切れ目のない医療を提供し在宅生活への早期復帰を促すこと」が法律で定められました。国の方針では、病気があっても地域の住み慣れた場所で暮らし、地域の医療・介護サービスを利用しながら「時々入院ほぼ在宅」ということになります。そのためには、院内に限らず、地域も巻き込んだチーム医療・地域医療連携の充実が重要になってきます。また、地域包括ケアシステムの実現のために患者・家族のチーム医療への理解と協力及びチームの一員であるという自覚が病気と共存しながら住み慣れた地域でできるだけ長く暮らしていくための大きな力となると思います。

図表 5.9　2025 年の地域包括ケアシステムの姿

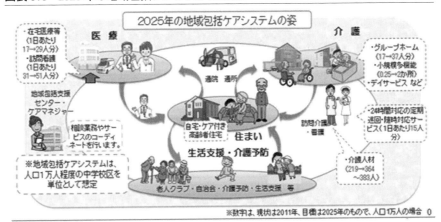

出所：厚生労働省ホームページ　地域包括ケアシステム

（引用・参考文献）

1）チーム医療推進協議会

　https://www.team-med.jp/philosophy　（2020 年 7 月利用）

2）ボストンコンサルティンググループ医療機関チーム：実践 BCG 流病院経営,
　ELSEVIER, 2020. 7. 30

3）厚生労働省　チーム医療推進方策検討ワーキンググループ（チーム医療推進審会
　議）

　https://www.mhlw.go.jp/stf/shingi/other-isei_127355.html　（2020 年 7 月利用）

5-3　看護師へのタスク・シフト/シェア

　医療従事者（以下、医師・看護師をはじめとする医療に関わるすべての職種をいう。）の働き方に関しては、「医師の働き方改革に関する検討会」において、医師の過酷な長時間労働等を改革していくために、医療スタッフ間のタスク・シフト/シェアをさらに推進すべきという方向性が示されました。働き方改革により特に医師の労働時間を短縮するよう進められていますが、患者への適切な医療の提供が遅れるようなことは許されません。タスク・シフト/シェアは、新たな職種は設置されず、既存の看護師及び他職種（以下、医師と看護師を除く医療従事者をいう。）の業務範囲を拡大する方針で進んでいます。そのため、これまで以上にそれぞれの専門性を発揮し、自律的に判断できる範囲を拡大する必要があります。医師の働き方改革への取組が本格化していく中、医師から看護師へ、医師・看護師から他職種へのタスク・シフト/シェアにも注目が集まっています。医師のタスク・シフト/シェアに関して最も影響を受けるのが看護師です。24 時間 365 日患者の最も近くにいる看護師が生活に寄り添った医療・看護を提供したり、迅速な処置により重症化を防いだりすることができれば、患者にとっても大きなメリットがあるからです。タスク・シフト/シェアがうまく機能すると、これまで医師のみが実施できた業務を看護師・他職種が行えるので医師の労働時間短縮や業務の効率化につながります。とはいえ、法律が改正されなければ、医師による統括の下で医療が行われる原則は変わりません。

　2019（令和元）年 11 月 8 日の厚生労働省「第 2 回　医師の働き方改革を進めるためのタスク・シフト/シェアの推進に関する検討会」[1]では、264 の医療行為がタスク・シフト/シェアの候補として提案されました。その中で現行制度に適応できたのが 193 業務でした。これらの業務の中でタスク・シフト/シェア先が看護師となっているのは 78 業務（約 4 割）です。

　医師の過重労働を改善するために看護師・他職種へのタスク・シフト/シェアの必要性は理解しつつ、医療の現場を振り返ると、「はて？昔から看護師は

診療の補助業務の一環としてやっていることではないか？加えて、病院内のあらゆる職種のタスクの一部及び狭間業務を看護師が担っているではないか？これ以上何を？」という気持ちが強く湧いてくるのも事実です。反面、「法的根拠があれば、看護師はもっと患者にタイムリーな医療・看護を提供できるのに！」というもどかしさを日々感じているのも事実です。そのような気持ちがこの度のタスク・シフト/シェアによって解消されるかもしれないという期待もあります。

　看護管理者の立場としては、現在、看護師が医療行為を行う責任の重さを背負えるだけのスキルを持っているのか、何よりも専門職としての自覚を持ち合わせているのか、それを支える組織的な環境づくりはできているのかという点で不安を感じています。

(1) 看護師の業務について

　保健師助産師看護師法（以下、「保助看法」という。）第5条に「看護師とは、厚生労働大臣の免許を受けて、傷病者若しくはじょく婦に対する『療養上の世話』又は『診療の補助』を行うことを業とする者」とされています。「療養上の世話」とは、患者の症状等の観察、環境整備、食事の世話、清拭及び排泄介助、生活指導等であり、看護師の主体的判断と技術をもって行う看護師の本来的な業務を指します。一方、「診療の補助」とは、身体的侵襲の比較的軽微な医療行為の一部について補助するもので、比較的単純なものから、採血、静脈注射、点滴、医療機器の操作、処置等、多岐にわたっています。診療の補助は、本来医師が行うべき医行為の一部につき「医師の指示に基づく」という条件を付けた上で、看護師にも許容した業務という位置付けとなります。保助看法第37条は「主治の医師又は歯科医師の指示があった場合を除くほか、医療機器を使用し、医薬品を授与し、医薬品についての指示をし、その他医師又は歯科医師が行うのでなければ衛生上、危害を生ずる恐れのある行為をしてはならない（臨時の応急の手当を例外的に許容）」と規定し、「医師の指示」なしに「診療の補助」を行うことを禁止しています。

　「療養上の世話」は、危害が生じる恐れが低いことから医師の指示なしに行

うのが一般的な理解です。しかし、「療養上の世話」と「診療の補助」の区別は容易でない場合もあります。例えば、看護師の「経過観察」は、患者の病状に応じて必要な所見を把握し医師に報告する重要な業務で、医師の「診断」の補助行為としても位置付けられます。「経過観察」には、「療養上の世話」と「診療の補助」の二面性があり、両者を明確に区別するよりも、現場において療養上の世話をする際に医師の意見を求めるべきかどうかについて適切な判断ができる看護師の能力と専門性が必要です。「経過観察」以外でも、例えば、頸部の手術をした患者の「洗髪」をどうするか、腹部の手術をした患者の「身体の清潔」をどのように保つか、足の手術をした患者に「排泄介助」をどのように行うか等、看護師は「療養上の世話」をしながら、患者の状態の観察と判断を行っており、それを医師に情報提供するという「診療の補助」業務も同時に行っています。

　一方、医師法第 17 条は、「医師でなければ医業をなしてはならない」と規定し、医師でない者の医行為を禁止しています。診断、手術、処方の医行為については、高度な医学知識、経験、技術を有する医師が行うのでなければ『健康危害』を生じる恐れがあり、医師の具体的指示があっても看護師がこれを行うことは許されません。

　「療養上の世話」といった看護師本来の業務を「絶対的看護行為」、診療の補助として行う行為を「相対的医行為（看護行為）」、医師のみが行える行為を「絶対的医行為」という区分がなされています。しかし、「療養上の世話」と「診療の補助」との区別が明確でないように、「絶対的医行為」と「相対的医行為」との区別も曖昧です（**図表5.10**）。

　その象徴的な例が、次に述べる「静脈注射についての行政解釈」を変更した

図表5.10　看護行為と医行為

療養上の世話	絶対的看護行為	保助看法第 5 条
診療の補助	相対的看護行為	保助看法第 37 条
	相対的医行為	
看護師が行えない行為	絶対的医行為	医師法第 17 条

事例です。

(2) タスク・シフト/シェアの歴史—静脈注射のタスク・シフト/シェアを通して—

　医師と看護師の関係の中でのタスク・シフト/シェアを考えるときにどうしても知っておいていただきたい歴史に「静脈注射」があります。

　筆者が現役の助産師をしていた昭和50年代半ばの病院では、各職種間のすみ分けは現代よりさらに曖昧で、自身、看護師の法的根拠の理解も不十分だったため、日常業務として何の疑問もなく、医師の業務をタスク・シェアしていました。特にタスク・シェアの象徴的な医療行為は、「看護師等による静脈注射」の実施です。

　看護師等による静脈注射の実施については、厚生省医政局長通知（昭和26.9.15医収517）において、「(1) 薬剤の血管注入により、身体に及ぼす影響が甚大であること (2) 技術的に困難であることの理由により、看護師等の業務範囲を超える」との行政解釈が示されてきました。この通知によると、静脈注射を看護師が行うことは違法であると読み取れます。

　しかし、筆者が働いていた昭和50年代当時は、静脈注射は当然の看護師の日常業務でした。抗がん剤の静脈注射も看護師が実施していました。なぜ行政解釈を無視して看護師が静脈注射を実施していたのかといいますと、それは当時の医師数と患者数のアンバランス及び当時の治療内容・手技が今より手間のかかるものだった等の理由によるものだと思われます。医師は多忙なため物理的に静脈注射を実施できる状況になかったために代わりに看護師が担っていたのです（当時、大学病院においては、研修医が静脈注射を実施しており、看護師が静脈注射をすることはなかったようです）。

　2001（平成13）年度に実施された「看護師等による静脈注射の実態について」の「厚生労働科学研究所の調査」では、「90％の看護師等が日常業務として静脈注射を実施している」[3]との結果が報告されました。その結果を受けて、2002（平成14）年9月30日付け厚生労働省医政局通知（第093002号）[2]により「看護師等が行う静脈注射は診療の補助行為の範疇として取り扱う」という新たな行政解釈の変更がなされました。この行政解釈の変更により、静脈注射を

安全に実施できる看護師の知識・技術の向上が認められました。ただし、薬剤の血管内注入による身体への影響が大きいことは変わりありません。解釈の変更で患者の安全性が損なわれることがないように、2003（平成15）年に日本看護協会から「静脈注射の実施に関する指針」が発表され、その中に看護業務の法的位置付け、法的責任や行政解釈の変更、静脈注射の分類、安全に実施するための判断基準や教育等が明文化されました。指針には、「看護師が医師の指示により薬剤を投与するということは、医師の責任において行われるべき治療の一部について、実施者として責任を持つことであり、患者の安全性の確保の観点から高度な専門的判断能力が必要である。看護師が静脈注射を実施するにあたっては、安全性の確保について十分に自覚し、必要な配慮をするとともに、静脈注射の実施及び実施後の対応に必要な知識・技術に精通し、習熟していなければならない」[4]と述べられています。

　その時、筆者の中で強烈に印象付けられたことは、「NO と言える看護師」というフレーズでした。これは、医師から指示された静脈注射を安全に行える知識・技術を持ち合わせているのかを看護師自身が判断し、指示した医師に明確に伝え実施することを意味しています。換言すれば、看護師が静脈注射を行う知識・技術を持ち合わせていない場合は「静脈注射はできない」と医師に言えるということです。看護師の新たな業務として認められたということは、新たな業務に対する責任が発生したことにもなります。これまでは医師の指示監督責任の陰に隠れていた静脈注射関連の医療事故は、そこに看護師の判断があり、看護師独自の責任が発生するということになります。

　2018（平成30）年7月の「第8回医師の働き方改革に関する検討会」において「点滴に係る業務、診断書の代行入力の業務については、『医師及び医療関係職と事務職員等との間等での役割分担の推進について』（2007（平成19）年12月28日医政発1228001号）等の趣旨を踏まえ、医療安全に留意しつつ、原則医師以外の職種により分担して実施し、医師の負担を軽減する。」[5]と述べられています。

　現在、医療の現場では静脈注射以外にもそれぞれの施設の実情に合わせて、医師が行うべき業務を看護師等が暗黙の了解の中で実施している行為もありま

す。実施者である看護師の責任範囲は不明確であり、それが危険をはらんでいる業務かもしれないことを看護師自身が認識していない怖さがあります。

　この度の医師の働き方改革に伴い、看護師の業務はますます拡大していきます。新たな業務を引き受ける上で最も大事なことは、患者の安全を確保することです。そのためには、業務量に見合った十分な人員の確保・配置、安全に実施できる組織づくりや対策、必要な物品の確保等及び質を保障するための知識・技術の教育が必要です。

(3) 看護師等へのタスク・シフト/シェアを推進するための重要な視点

　医療の高度化・専門化・複雑化・マンパワーの限界、また、患者の権利意識の高まりにより、医療モデルは医師中心のピラミッド型からチーム医療モデルへと変化しています。チーム医療において、医師は指示を出すだけでなくチームを動かすリーダーの役割が加わりました。また、看護師も専門職としての主体性が求められるようになっています。看護師が主体的な判断で業務を行う以上、その業務に関しては看護師が第一責任を負うことになります。そうはいっても診療の補助の範囲で看護師が行えるものであるかは、患者の個別事案ごとに判断せざるを得ない場合が多々あります。その際の判断基準が「健康危害」を与える危険がある行為か否かということです。その判断基準をすべての医師、看護師、他職種が共通理解しておくことが重要です。そういった意味において、この度の看護師の業務拡大は、安易に引き受けられるものではないと思う反面、専門職としての看護師独自の業務が明確になり、認められ、看護師全体の質の向上につながる良い機会になるともいえます。

　今後、医師から看護師等へのタスク・シフト/シェアを進めるにあたり、最も重要な視点は、組織的に患者の安全を確保するということです。患者の安全の確保を大前提に、以下の要素を組織的に整備し、周知していくことが重要です。「タスク・シフト/シェアの要素」は、医師の働き方改革の組織的評価をする上においても重要な指標になります。

> **タスク・シフト/シェアの要素**
> ① 法的な根拠の確認
> ② 組織方針の明確化
> ③ 患者及び職員の安全確保のための環境整備
> ・組織づくり
> ・人員の確保
> ・必要物品の確保
> ・知識・技術の教育
> ・マニュアルの作成
> ④ 職員全員の意識変革・周知

(4) 看護師と医師及び他職種との連携

　医療関係者ではない皆さんが医療従事者の働き方の現状をどこまでご存じなのか、おそらくテレビで放映されているドキュメント（ノンフィクション）やドラマ（フィクション）、または書籍等から知ることが多いのではないでしょうか。また、病院の外来受診や入院経験のある人は、その間に関わった医療従事者に触れることはあったと思いますが、それらはほんの一部にすぎません。

　ここで医師について改めて確認しておきたいことがあります。医師の業務等を規定しているのは「医師法」です。医師法第 17 条「医師でなければ医業をなしてはならない」（<u>業務独占</u>）における「医業」について、「医行為を業として行うこと」と規定しています。判例及び通説によって『医師の医学的判断をもってするのでなければ人体に危害を及ぼし、又は危害を及ぼすおそれのある行為』として一般的に解釈されています。この医行為を反復継続して業として行えるのは医師のみということで、医師の独占業務になっています。

　一方、看護師及び他職種の法律をみますと、医師の指示がないまま患者に治療を施すことは一切できないということがわかります。以下、看護師のタスク・シフト/シェアを検討するにあたり、看護師が医師や他職種と日々どのように連携を図っているのか、具体的にイメージできるように現状を述べたいと思います。

1) 看護師と医師の連携

① 法で定められた看護師の業務

保健師助産師看護師法　第１章総則

第５条【看護師の定義】　この法律において、「看護師」とは、厚生労働大臣の
免許を受けて、傷病者もしくはじょく婦に対する療養上の世話又は診療の補
助を行うことを業とする者をいう。

第37条　保健師、助産師、看護師又は准看護師は、主治の医師又は歯科医師の
指示があつた場合を除くほか、診療機械を使用し、医薬品を授与し、医薬品
について指示をしその他医師又は歯科医師が行うのでなければ衛生上危害を
生ずるおそれのある行為をしてはならない。ただし、臨時応急の手当をし、
又は助産師がへその緒を切り、浣腸を施しその他助産師の業務に当然に付随
する行為をする場合は、この限りでない。

第37条の２　特定行為を手順書により行う看護師は、～

　「療養上の世話」は看護師の判断で実施できますが、それにおいても患者の
安静に対する医師の指示があればその範囲内で行わなければなりません。「診
療の補助」は、狭義の意味では、注射をしたり、ガーゼ交換をしたり、薬を投
与する等、病気の治療に必要な医師の指示を患者に実施することです。しか
し、広義の意味においては、「療養上の世話」（身体を清潔に保つ、排泄の世話、
食事の世話、体の向きを変える、患者の意思の支援をする等）を通して患者の回復
力を高めることや「療養上の世話」を通して観察される患者の状況把握と医師
への報告は「診療の補助」業務です。

　（＊特定行為研修についての詳細は、先の項で述べます。）

② 日常業務の中での連携

　看護師は、24時間365日患者のそばにいて医療と看護を提供しています。
日勤（当院では、8：30～17：30 又は～21：00）では、担当患者を4～6名、多い
ときは8名受け持っています。夜勤（当院では、20：00～9：00）では、看護師
3名で、病棟の約45名前後の患者を看ています。患者にとって1人の看護

でも、看護師にとっては、複数の患者です。看護師は、患者のそばで患者中心の看護をしたいと願っていますが、現実は、患者の病状や患者・家族の意向と医師の指示及び他職種との連絡・調整に追われています。

　具体的には、患者に対して医師の指示により医療が提供され、患者の状態に応じた看護が提供されていきます。医師からの指示は看護師が受け取り、直接実施（注射、投薬、観察等）するのは、主に看護師です。薬の指示は、複数の診療科から薬が出されている場合もあるので、薬剤師と薬の作用・副作用について相談をしたり、嚥下状況などから錠剤が飲み込みにくい患者には、薬剤師に薬の形態や飲ませ方を相談して調整します。調整した結果を医師に報告して最終的には指示の変更を受けないと患者に投与することはできません。採血等の検査の指示がある場合は、採血を行い検査室へ検体を提出し、そのデータを気にかけてみています。異常値が出たら、緊急性や医師の業務の都合も考えながら医師へ連絡します。放射線検査がある場合は、放射線科まで患者を連れていくことが多いので、放射線科のスケジュールと患者の状態や治療上のスケジュールを考慮して日時の調整をしています。リハビリテーションも医師の指示により行われます。リハビリテーション療法士（理学療法士・作業療法士・言語聴覚士）が関わるのは1日のうち20分程度の場合もあります。看護師は患者の自立に向け、日常生活援助を通して必要な筋力アップや行動支援等を行い退院に向けて機能回復につながるよう、リハビリテーション療法士と相談しながら進めています。

　治療に必要な医療機器等（人工呼吸器、輸液ポンプ、シリンジポンプ、心電図モニター等）を使用することも多く、日常動作の点検は、各勤務帯で看護師が使用前・使用中に必ず行います。

　その他、処置や検査、リハビリテーションの合間をぬって、患者の「バイタルサインの測定と観察」、「療養上の世話」（患者のシーツ交換や清拭、排泄介助（おむつ交換やトイレ介助）、体位変換等）、不安の緩和や意思決定支援、家族への対応等の「コミュニケーション」を行っています。

2) 看護師と他職種の連携

　看護師が他職種とどのように連携を図っているのか、現状を具体的にご紹介します。看護師の立場から申しますと、互いに連絡を取り協力するという「連携」はとっているものの、病院内には今も医師を頂点としたヒエラルキーがあり、他職種は医師の指示がないと何も開始できないこと、それぞれの職種の業務範囲等から、まだまだ同じ目的のために対等な立場で協力して共に働く「協働」というところまで至っていない現状があります。

2)-1　看護師と薬剤師の連携（詳細は、薬剤師の稿へ）

①　法で定められた業務

薬剤師法
第19条【調剤】　薬剤師でない者は、販売又は授与の目的で調剤してはならない。

第23条【処方せんによる調剤】　医師、歯科医師又は獣医師の処方せんによらなければ、販売又は授与の目的で調剤してはならない。

第24条【疑義照会義務】　処方せん中に疑わしい点があるときは、その処方せんを交付した医師、歯科医師又は獣医師に問い合わせて、その疑わしい点を確かめた後でなければ、これによつて調剤してはならない。

＊「調剤」の範囲については明確に定義されておらず曖昧さが残っており、ピッキング（薬の取出し）行為などグレーゾーンと呼ばれた業務に非資格者が従事する等の問題が生じていました。このため2019年に医薬・生活衛生局総務課長通知により、最終監査を薬剤師が行えばピッキング行為については無資格者が行っても差し支えないこととされ、水剤・散剤・軟膏等の計量・混合に関しては、薬剤師が直接実施しなければならないこととされました。

②　日常業務の中での連携

　病院薬剤師も調剤薬局薬剤師も働く場所は違えど、調剤・服薬指導・薬歴管理を基本に行っています。特に病院薬剤師は、処方せんをもとに注射薬や内服薬を払い出すことと患者への服薬指導が一般的な業務です。入院患者に対する「服薬指導」が診療報酬で算定できるようになり、薬剤師の存在が大

きく評価されるようになりました。さらに、「病棟薬剤師」が診療報酬上評価されるようになり、1病棟につき1名の専任薬剤師が配置され、患者にとっても、看護師にとっても身近な存在になりました。これまで看護師が行っていた病棟内の薬品管理業務（薬の点検、不足分の補充、麻薬の管理、内服薬の管理等）が随分軽減されました。患者にとっても薬のことを深く学んだ薬剤師に説明を聞くことで安心して薬の服用を継続できるようです。

入院中の患者に最終的に薬を提供し、確実に飲んでいるのかを確認するのは看護師です。薬により効果的に治療が進んでいるか判断するためには、薬の作用・副作用も含めて観察することが必要なので、看護師は勤務する診療科の薬の知識が必要です。特に薬で治療することが多い内科系は、医師へ患者の状態変化等の情報提供は看護師の重要な仕事です。看護師が薬の知識を得るために、薬剤師に勉強会を開催してもらったりしています。また、看護師の知識でおかしいと思った処方内容については、病棟に薬剤師がいることでタイムリーに相談・確認ができるようになりました。看護師にとっても薬剤師の存在は非常に心強いものになっています。

近年、薬剤師の教育年限が6年に延長され、「臨床薬剤師」の教育が始まっています。看護師としてはこの臨床薬剤師に大きな期待をしています。

臨床薬剤師は、アメリカで生まれた新しい働き方です。日本ではまだ臨床薬剤師の歴史が浅く、教育機関の整備や資格の設定等もできていないのが現状ですが、臨床薬剤師は、患者に合った薬の量や投薬のタイミング、結果的にどんな効果が得られるかを予測し、医師に提案するのも仕事になります。疑義照会とは異なり、薬剤師側から医師へ提案を行うという、これまでとは違った位置付けになります。高度な専門知識を持った臨床薬剤師は、患者に対して一歩踏み込んだ薬剤管理の役割を担うものとされています。臨床薬剤師は、医薬品のスペシャリストとして、これまでの調剤業務に加えて、医師や看護師と薬についての情報を共有し、処方提案やチェック等といったチーム医療へ参加することが期待されます。臨床薬剤師は、患者の全身状態を診てキメ細やかな服薬指導ができ、患者の個別性に応じた投薬の提案を医師に行うこともできるようになります。医師にとっては、薬剤師からの情報提

供・提案により、より効果的な薬の選択が短時間で可能になります。また、他の診療科との重複処方を避けることができるようになります。患者にとっては専門的でわかりやすい服薬指導を受けることができ、より納得した効果的な薬の使用が可能になります。

　看護師は、これまで患者に対して薬を飲む必要性や飲み方等の説明、配薬、飲んでいるかどうかの確認や処方の内容に関する患者からの問い合わせへの対応等に、かなりの時間を費やしてきました。臨床薬剤師が活躍するようになれば薬の処方・説明等の時間短縮が確実に図れます。臨床薬剤師の育成が進み、救急の場や病棟で活躍する臨床薬剤師が増加することで、患者の安全の確保や、医師・看護師の業務軽減につながります。

2)-2　看護師と臨床検査技師の連携（詳細は、臨床検査技師の稿へ）

①　法で定められた業務

臨床検査技師等に関する法律

第2条【定義】　この法律で「臨床検査技師」とは、厚生労働大臣の免許を受けて、臨床検査技師の名称を用いて、医師又は歯科医師の指示の下に、微生物学的検査、血清学的検査、血液学的検査、病理学的検査、寄生虫学的検査、生化学的検査及び厚生労働省令で定める生理学的検査を行うことを業とする者をいう。

第20条の2【保健師助産師看護師法との関係】　臨床検査技師は、保健師助産師看護師法第31条第1項及び第32条の規定にかかわらず、診療の補助として採血（医師又は歯科医師の具体的な指示を受けて行うものに限る。）及び第2条の厚生労働省令で定める生理学的検査を行うことを業とすることができる。

②　日常業務の中での連携

　日常業務の中で特に看護師と関わりが大きい業務は採血及び検体の払い出しです。中規模以上の病院での外来患者の採血は、臨床検査技師が行う施設が増えてきました。しかし、入院患者の空腹時採血は早朝（朝食前）の採血

が必要で、夜勤の看護師が行っている場合が多いと思います。病院によっては、早朝の採血を当直の臨床検査技師が行っている場合もあります。検査室の業務上、入院患者の採血をなるべく早く検査機器に投入し、外来患者の検査で込み合う前に検査結果を出し、その結果から医師が早期に治療の判断ができるようにしています。異常値については、医師と事前に取り決められたルールの下で、臨床検査技師から医師へ報告します。看護師も当日行った検査データは気にかけており、異常値に関しては医師に報告・相談を行っています。

　検査結果を正確に出すためには、検査項目に合わせた検体容器等の準備が重要です。現在は検査前日に医師の指示があれば、検査室から検査項目に応じた検体容器等が夕方には病棟に届くようになっています。入院患者への検査の説明（翌朝に○○の理由で採血があること、正しい結果を出すためにどうすればよいのか等）や検体容器の配付は看護師が行っています。

　しかし、特殊な検査の説明や検体採取等は、看護師では不十分な場合もあります。そのような時に、臨床検査技師の専門性により、患者への説明や検体採取、その確認等まで看護師と協働して実施できるようになれば、タスク・シフト/シェアの推進につながります。

　法改正で静脈経路（主に点滴）の確保や電解質輸液の接続が可能になれば、臨床検査技師の働く場所が救急外来や外来、病棟へと拡大し、特に救急外来や外来中央処置室に臨床検査技師を配置して、外来での採血と点滴の処置が必要な患者に、静脈経路の確保をして、そこからの採血、補液が可能になります。それにより、看護師は、臨床検査技師と協働しながら患者の情報収集や状態の観察、その他の処置を行うことが可能になり、患者にとっては、短時間で治療を開始することも可能になります。しかし、法改正だけでは業務の拡大は難しく、それを安全に実施していくための教育と組織体制づくりが重要です。

2)-3　看護師と診療放射線技師の連携

①　法で定められた業務

診療放射線技師法

第2条

2　この法律で「診療放射線技師」とは、厚生労働大臣の免許を受けて、医師又は歯科医師の指示の下に、放射線を人体に対して照射（撮影を含み、照射機器又は放射性同位元素（その化合物及び放射性同位元素又はその化合物の含有物を含む。）を人体内にそう入して行なうものを除く。以下同じ。）することを業とする者をいう。

第24条の2【画像診断装置を用いた検査等の業務】　診療放射線技師は、第2条第2項に規定する業務のほか、保健師助産師看護師法（昭和23年法律第203号）第31条第1項及び第32条の規定にかかわらず、診療の補助として、次に掲げる行為を行うことを業とすることができる。

　　一　磁気共鳴画像診断装置その他の画像による診断を行うための装置であつて政令で定めるものを用いた検査（医師又は歯科医師の指示の下に行うものに限る。）を行うこと。

　　二　第2条第2項に規定する業務又は前号に規定する検査に関連する行為として厚生労働省令で定めるもの（医師又は歯科医師の具体的な指示を受けて行うものに限る。）を行うこと。

第26条【業務上の制限】　診療放射線技師は、医師又は歯科医師の具体的な指示を受けなければ、放射線を人体に対して照射してはならない。

2　診療放射線技師は、病院又は診療所以外の場所においてその業務を行つてはならない。

第27条【他の医療関係者との連携】　診療放射線技師は、その業務を行うに当たつては、医師その他の医療関係者との緊密な連携を図り、適正な医療の確保に努めなければならない。

---

②　日常業務の中での連携

　放射線を取り扱うため、診療放射線技師の多くは放射線診断室（レントゲン、CT、MRI等）か放射線治療室で業務を行っています。医師からの検査指示により正確に撮影すること及び撮影した画像の異常に技師として気づけ

ば、事前に医師との間で取り決められたルールに従い医師に報告を行います。放射線の特殊性から寝たきりの患者でも放射線診断室や治療室に移動させないと撮影や治療ができない場合が多く、その搬送は、看護師及び看護助手が行っています。放射線室での検査台への患者の移動、検査途中の体位変換・排泄介助などは看護師が行います。

　また、どうしても動かすことのできない重症患者の胸部レントゲンは、ポータブル撮影装置にて病室で撮影されますが、その際、体位を整えることは診療放射線技師とともに看護師が行います。

　現在当院では造影剤を使用する検査の場合、医師が静脈経路（点滴）の確保のために呼ばれます。その際、看護師も点滴ルートの固定や造影剤をルートにつなぐ等の周辺業務及びバイタルサイン測定・症状観察のために同伴しています。当院の「（医師の）働き方改革委員会」で、造影剤を使用する際の静脈経路の確保を看護師が行えないかという検討課題が上がりました。それを看護師が行うためには、技術と知識の再教育が必要です。他の病院では「静脈注射の実施に関する指針」（日本看護協会）に沿って看護師に段階的に教育を実施し、造影剤や抗がん剤の静脈経路の確保を一定レベルに達した看護師が実施しています。そしてそれらの看護師には「IVナース」等という名称と役割を与えています。しかし当院にはその教育の仕組みがありません。造影剤等の危険な薬剤を投薬するための静脈経路の確保については、看護師においても安全に実施していくための教育と組織体制づくりが必要です。

　法改正で放射線技師による造影剤を使用した検査やRI（アイソトープ）検査のための静脈確保が可能になれば、医師や看護師が介入する必要がなくなります。医師や看護師を待たずして検査を開始できることは、患者にとっても検査時間の短縮につながります。病院によっては常駐できない医師や看護師を呼び出すこともなくなり、医師や看護師が他の業務を中断して造影剤のための静脈経路の確保とその周辺業務に呼ばれることはなくなります。そのため、業務の効率化が図れるのは確かです。しかし、造影剤やRIは非常に危険な薬剤であり、法改正だけですぐに実施することは難しく、看護師や臨

床検査技師と同様に造影剤等の静脈注射は慎重に実施することが重要で教育と組織体制づくりが必要です。

2)-4　看護師とリハビリテーションに係る療法士（理学療法士、作業療法士、言語聴覚士）の連携

①　法で定められた業務

理学療法士及び作業療法士法

第 15 条【業務】　理学療法士又は作業療法士は、保健師助産師看護師法（昭和23 年法律第 203 号）第 31 条第 1 項及び第 32 条の規定にかかわらず、診療の補助として理学療法又は作業療法を行なうことを業とすることができる。

2　理学療法士が、病院若しくは診療所において、又は医師の具体的な指示を受けて、理学療法として行なうマツサージについては、あん摩マツサージ指圧師、はり師、きゆう師等に関する法律（昭和 22 年法律第 217 号）第 1 条の規定は、適用しない。

言語聴覚士法

第 2 条【定義】　この法律で「言語聴覚士」とは、厚生労働大臣の免許を受けて、言語聴覚士の名称を用いて、音声機能、言語機能又は聴覚に障害のある者についてその機能の維持向上を図るため、言語訓練その他の訓練、これに必要な検査及び助言、指導その他の援助を行うことを業とする者をいう。

第 42 条【業務】　言語聴覚士は、保健師助産師看護師法（昭和 23 年法律第 203号）第 31 条第 1 項及び第 32 条の規定にかかわらず、診療の補助として、医師又は歯科医師の指示の下に、嚥下訓練、人工内耳の調整その他厚生労働省令で定める行為を行うことを業とすることができる。

第 43 条【連携等】　言語聴覚士は、その業務を行うに当たっては、医師、歯科医師その他の医療関係者との緊密な連携を図り、適正な医療の確保に努めなければならない。

2　言語聴覚士は、その業務を行うに当たって、音声機能、言語機能又は聴覚に障害のある者に主治の医師又は歯科医師があるときは、その指導を受けなけ

> ればならない。
>
> 3 　言語聴覚士は、その業務を行うに当たっては、音声機能、言語機能又は聴覚に障害のある者の福祉に関する業務を行う者その他の関係者との連携を保たなければならない。

　リハビリテーションに係る療法士等には、理学療法士、作業療法士、言語聴覚士の資格があり、病院においては、この3職種を合わせてリハビリテーション科（部）として組織していることが通例です。

② 　日常業務の中での連携

　看護師にとって最も身近な他職種といえます。リハビリテーションには、疾患別リハビリテーションとして、脳血管疾患等、心大血管疾患、運動器疾患、呼吸器疾患、廃用症候群、糖尿病患者（2020年度新設）があり、20分1単位で、患者の病状により1日の単位数や日数が決められており、診療報酬の点数が定められています。医師の指示の下、患者の疾患に合わせたリハビリテーション計画が立案され、理学療法士・作業療法士・言語聴覚士による様々なリハビリテーションが提供されます。特に回復期リハビリテーション病棟においては、リハビリテーションが治療の主軸になるため、その合間をぬって、看護職（看護師及び看護助手）は検温や日常生活援助を行っています。

2)-5　看護師と臨床工学技士の連携

① 　法で定める業務

臨床工学技士法

第37条【業務】　臨床工学技士は、保健師助産師看護師法（昭和23年法律第203号）第31条第1項及び第32条の規定にかかわらず、診療の補助として生命維持管理装置の操作を行うことを業とすることができる。

第38条【特定行為の制限】　臨床工学技士は、医師の具体的な指示を受けなければ、厚生労働省令で定める生命維持管理装置の操作を行つてはならない。

第39条【他の医療関係者との連携】　臨床工学技士は、その業務を行うに当た

> つては、医師その他の医療関係者との緊密な連携を図り、適正な医療の確保
> に努めなければならない。

②　日常業務の中での連携

　臨床工学技士は、一般的に医療従事者の中では「CE」（Clinical Engineer）と
呼ばれています。CE の仕事の場は、内視鏡検査室、カテーテル室、手術
室、透析室等と多岐にわたり、院内の医療機器等（人工呼吸器、輸液ポンプ・
シリンジポンプ、麻酔器、酸素流量計、心電図モニター、AED、透析機器、内視
鏡等）に関する整備、点検等を行っています。

　看護師は、医療機器の日常動作の点検はしますが、機器には詳しくないの
で故障等した際には CE に依頼します。さらに、医療機器等の取扱いについ
ては、看護師への教育にも関わっています。

　CE が誕生する以前は、人工呼吸器の点検や組立ても看護師が行っていま
した。命に直結する人工呼吸器の管理はミスが許されません。人工呼吸器の
細かい部分まで写真に撮り、点検・組立ての取扱説明書を看護師が作成し大
変な緊張と苦労をしていました。現在は医療機器に詳しい CE がいることで
複雑な医療機器の管理から看護師は随分解放されています。

注）日本臨床工学技士会は数年前より「CE」と統一名称を用いる啓蒙活動を行っ
　　てきている。

2)-6　まとめにかえて

　日本看護協会が算出した、看護業務に占める他職種への移管可能な業務の割
合（「厚生労働科学特別研究事業・効率的な看護業務の推進に向けた実態調査研究、
平成 30 年度総括研究報告書」をもとに算出）は、「薬剤管理（ミキシング、残薬確
認、薬剤の準備、在庫管理等）4.4％、採血・検査についての説明 2.9％、医療
機器の管理 0.2％、患者の入院生活における日常生活動作の機会でのリハビリ
テーションの実施（食事・歯磨き・トイレ歩行等）0.1％」[6]で、合わせると少な
く見積もっても約 5～8％です。時間にするとわずか（25～40 分前後/ 日/ 人）で
すが、これらの業務を行うにあたっての周辺の業務時間（準備、説明、観察、

後片付け、記録等）も含めるとかなりの時間を削減することが可能です。

　看護職員の業務負担軽減のために今後必要な取組を管理者である看護師長がどのように考えているのかの調査（厚生労働省・平成 30 年度診療報酬改定の結果検証に係る特別調査・医療従事者の負担軽減、働き方改革の推進に係る評価等に関する実施状況調査　その 1　調査対象者：複数回答・看護師長、n = 1,178）では、「薬剤師による薬剤の準備、処方箋依頼、残薬確認　77.5%、看護補助者との役割分担　66.1%、臨床検査技師による採血・検体採取介助　50.8%、リハビリ職による病棟内で行う日常生活動作向上のための介助　44.4%、システムや事務職員等による物品の搬送・移送　42.4%、技師という職による検査前後の説明や検査結果の管理　33.7%、臨床工学技士による医療機器の管理・請求・補充　23.3%」[7]という結果でした。

　看護師から他職種へこれらの業務が移管できれば医師からのタスク・シフト/シェアにより看護師が受ける業務負担の一部は軽減できると考えられます。

　臨床の現場では、医療従事者間の業務は所々で重なっています。患者中心の医療をおこなうためには、どちらの仕事なのかと分けるのではなく、お互いに配慮し慎重に対応すべきです。間違っても、「これは自分たちの仕事ではない」とか「これは○○がやるべき仕事だ」というのではなく、積極的に患者と関わって、医療従事者間の業務の重なりを大きくして協働することが何より重要です。

(5) 看護師の特定行為について

　医師のタスク・シフト/シェア先として大きな期待を集めるのが「特定行為研修を修了した看護師」です。特定行為に係る研修（特定行為研修）を修了した看護師は、医師・歯科医師の包括的指示の下で、手順書（プロトコル）に基づいて 38 行為（21 分野）の診療の補助（特定行為）を実施することが可能になりました。しかし、これまでに特定行為研修を修了した看護師は 2019（平成31）年 3 月で 1,685 名程度にとどまっており、さらなる養成の推進が期待されます。厚生労働省は「2025（令和 7）年度までに 10 万人の研修修了者を養成する」という目標を立てています。このため、厚生労働省は、研修を受ける看護

師の負担、看護師を研修に送り出す医療機関等の負担を軽減し、「より特定行為研修を受講しやすくする取り組み」を推進しています。

保健師助産師看護師法【特定行為】

第 37 条の 2　特定行為を手順書により行う看護師は、指定研修機関において、当該特定行為の特定行為区分に係る特定行為研修を受けなければならない。

2　この条、次条及び第 42 条の 4 において、次の各号に掲げる用語の意義は、当該各号に定めるところによる。

　一　特定行為　診療の補助であつて、看護師が手順書により行う場合には、実践的な理解力、思考力及び判断力並びに高度かつ専門的な知識及び技能が特に必要とされるものとして厚生労働省令で定めるものをいう。

　二　手順書　医師又は歯科医師が看護師に診療の補助を行わせるためにその指示として厚生労働省令で定めるところにより作成する文書又は電磁的記録（電子的方式、磁気的方式その他人の知覚によつては認識することができない方式で作られる記録であつて、電子計算機による情報処理の用に供されるものをいう。）であつて、看護師に診療の補助を行わせる患者の病状の範囲及び診療の補助の内容その他の厚生労働省令で定める事項が定められているものをいう。

　三　特定行為区分　特定行為の区分であつて、厚生労働省令で定めるものをいう。

　四　特定行為研修　看護師が手順書により特定行為を行う場合に特に必要とされる実践的な理解力、思考力及び判断力並びに高度かつ専門的な知識及び技能の向上を図るための研修であつて、特定行為区分ごとに厚生労働省令で定める基準に適合するものをいう。

　五　指定研修機関　一又は二以上の特定行為区分に係る特定行為研修を行う学校、病院その他の者であつて、厚生労働大臣が指定するものをいう。

---

(6) 特定行為に係る看護師の研修制度と研修修了者の活用

1) 目的

　「特定行為に係る看護師の研修制度」は 2015（平成 27）年 10 月に施行されました。当初の目的は、2025（令和 7）年には、団塊世代が 75 歳以上となり、高齢化が進展する中、さらなる在宅医療の推進を図っていくために、医師又は歯科医師の判断を待たずに、看護師には、患者の状態を見極め、手順書により、必要な医療サービスを適切なタイミングで届ける等、速やかに看護師が対応できる役割が期待されていました。厚生労働省は、「本制度は、今後の急性期医療から在宅医療等を支えていく看護師を計画的に養成することを目的としています。」[8]と定めています。

　医療の高度化・複雑化が進む中で、質が高く安全な医療を提供するため、チーム医療推進、医療資源が限られる中で、それぞれの医療従事者が高い専門性を発揮しつつ、互いに連携し、患者の状態に応じた適切な医療を提供できることが重要です。2018（平成 30）年 7 月の「第 8 回医師の働き方改革に関する検討会」において「特定行為研修の受講推進とともに、研修を修了した看護師が適切に役割を果たせる業務分担を具体的に検討することが望ましい」[5]と述べており、医師の働き方改革の一環として、一定の診療の補助を行う看護師を養成し、確保する必要性が生じました。

　2015（平成 27）年当時は、在宅医療等を支えるための制度でしたが、医師の働き方改革の推進により、病院内においても特定行為研修修了看護師を積極的に活用することが進められており、この研修制度の意味合いが変化してきているように思われます。

2) 制度の概要 （図表 5.11）

　「制度の概要」については、厚生労働省ホームページ「特定行為に係る看護師の研修制度」に詳細が記載されています。ご参照ください。

　ここで重要なのは、「どのような指示により看護師に診療の補助を行わせるかの判断は医師又は歯科医師が行うことに変わりはありません。」[8]と述べてお

図表 5.11　制度の対象となる場合の診療の補助行為実施の流れ

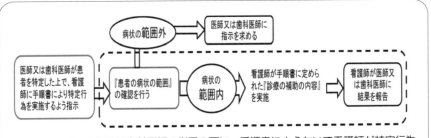

出所：厚生労働省ホームページ：特定行為に係る看護師の研修制度の概要

り、責任は指示をした医師等にあるとしています。医師は、患者の状況をあらゆる角度から想定して、看護師が安全な医療を提供できると判断した範囲で指示を出す必要があります。指示内容は、看護師が実施できる範疇なのかを組織も看護師自身も判断しなくてはなりません。また、実施する看護師は、安全に実施できる知識・技術を自分自身が持ち合わせているのかの判断も重要です。そして、それを組織として承認する仕組みづくりが何より重要です。

　「医師の働き方改革を進めるためのタスク・シフト/シェアの推進に関する検討会」において、「『特定行為研修を修了した看護師だけでなく、一般の業務を行う看護師が包括指示を受けて行為を行えるようにすることが有効ではないか』（第1回）、『看護師が適正な薬剤を選択して投与することについては、院内では日常的に包括的な指示が行われており、特定行為研修を修了した看護師だけの話ではないのではないか』（第2回）、『包括指示を実施可能とするには、医師と看護師の信頼関係が確立できていることが大事ではないか』（第2回）、『医師は当然責任者として誰に業務をしてもらうかという判断をする。機械的に制度上実施可能な職種であるからといって全て当該職種が実施するという話

138

図表5.12 医師の包括指示について（イメージ）

医師の指示について（イメージ）

※①〜④の要件を満たし、指示が成立する

医師の指示が成立する前提条件	条件の例
①対応可能な患者の範囲が明確にされていること	○ 患者A氏に対する疼痛時指示 ○ 患者B氏に対するクリティカルパス適応の指示 ○ 病棟や外来における約束指示： ・状態の安定した入院患者に対するバイタルサイン測定（2回／日）の指示 （→病棟のルールや看護師の判断で測定時間を決定する） ・救急外来におけるウォークイン患者を対象としたトリアージの指示
②対応可能な病態の変化が明確にされていること	○ 38.0度以上の発熱時 ○ 感染徴候出現時（38.0度以上の発熱、悪寒、発汗、CRP値の上昇、白血球数値の上昇 等）
③指示を受ける看護師が理解し得る程度の指示内容（判断の規準、処置・検査・薬剤の使用の内容等）が示されていること	○ 38.0度以上の発熱時、ジクロフェナクナトリウム座剤25mg挿入 ○ 38.0度以上の発熱時、NSAIDS※（経口又は座剤）投与 ○ 感染徴候出現時、NSAIDS※（経口又は座剤）投与、及び経口セフェム系※抗生物質投与開始 ※指示を受ける看護師の能力により、指示内容の具体性を調整し、指示を行う。
④対応可能な範囲を逸脱した場合に、早急に医師に連絡を取り、その指示が受けられる体制が整えられていること	○ 収縮期血圧 80mmHg ＞、180mmHg ＜ 時はドクターコール ①主治医 ②オンコール医師 ○ 解熱剤使用後も熱が下がらない時は主治医コール、夜間は当直医コール ○ 急変時は主治医コール及び院内のルールに従い適切な部署等に連絡

※実際の指示においては薬剤の種類（剤形・規格）、分量、用法・用量が示される。※この資料において、「歯科医行為」の場合は「医師の指示」を歯科医師の指示と読み替えるものとする。

出所：第2回 医師の働き方改革を進めるための タスク・シフト/シェアの推進に関する検討会 資料改変

ではない。その大前提として、資格として当該職種にその行為ができるかということを担保することが大事』（第5回）」[1]等の意見が出ています。現場では、現在も包括的指示が活用されています（**図表5.12**）。

3）特定行為とは

特定行為は診療の補助であり、看護師が手順書により行う場合には、実践的な理解力、思考力及び判断力並びに高度かつ専門的な知識及び技術が特に必要とされる次の38行為（**図表5.13**）になります。

4）研修施設

厚生労働省医政局看護課看護サービス推進室の統計では、研修施設は、2020（令和2）年2月現在で全国191機関（**図表5.14**）です。これらの指定研修機関が年間あたり受入可能な人数（定員数）は、1951人になっています。[9]

研修修了者は、2019（平成31）年3月現在、1,685人です。特定行為研修修了した看護師の多い区分は、「栄養及び水分管理に係る薬剤投与関連：1,270

図表5.13　特定行為　38行為

	特定行為
1	経口用気管チューブ又は経鼻用気管チューブの位置の調整
2	侵襲的陽圧換気の設定の変更
3	非侵襲的陽圧換気の設定の変更
4	人工呼吸管理がなされている者に対する鎮静薬の投与量の調整
5	人工呼吸器からの離脱
6	気管カニューレの交換
7	一時的ペースメーカの操作及び管理
8	一時的ペースメーカリードの抜去
9	経皮的心肺補助装置の操作及び管理
10	大動脈内バルーンパンピングからの離脱を行うときの補助の頻度の調整
11	心嚢ドレーンの抜去
12	低圧胸腔内持続吸引器の吸引圧の設定及びその変更
13	胸腔ドレーンの抜去
14	腹腔ドレーンの抜去（腹腔内に留置された穿刺針の抜針を含む。）
15	胃ろうカテーテル若しくは腸ろうカテーテル又は胃ろうボタンの交換
16	膀胱ろうカテーテルの交換
17	中心静脈カテーテルの抜去
18	末梢留置型中心静脈注射用カテーテルの挿入
19	褥瘡又は慢性創傷の治療における血流のない壊死組織の除去
20	創傷に対する陰圧閉鎖療法
21	創部ドレーンの抜去
22	直接動脈穿刺法による採血
23	橈骨動脈ラインの確保
24	急性血液浄化療法における血液透析器又は血液透析濾過器の操作及び管理
25	持続点滴中の高カロリー輸液の投与量の調整
26	脱水症状に対する輸液による補正
27	感染徴候がある者に対する薬剤の臨時の投与
28	インスリンの投与量の調整
29	硬膜外カテーテルによる鎮痛剤の投与及び投与量の調整
30	持続点滴中のカテコラミンの投与量の調整
31	持続点滴中のナトリウム、カリウム又はクロールの投与量の調整
32	持続点滴中の降圧剤の投与量の調整
33	持続点滴中の糖質輸液又は電解質輸液の投与量の調整
34	持続点滴中の利尿剤の投与量の調整
35	抗けいれん剤の臨時の投与
36	抗精神病薬の臨時の投与
37	抗不安薬の臨時の投与
38	抗癌剤その他の薬剤が血管外に漏出したときのステロイド薬の局所注射及び投与量の調整

出所：厚生労働省ホームページ：特定行為とは　抜粋

図表5.14　施設の種類別指定研修機関数（令和2年2月現在）

大学	大学院	大学病院	病院 (診療所含む)	医療関係団 体等	専門学校	総計
19	13	36	108	14	1	191 機関
10%	7%	18%	57%	7%	1%	100%

出所：厚生労働省医政局看護課看護サービス推進室　特定行為研修制度に関するトピックス

人」、「創傷管理関連：941 人」、呼吸器（人工呼吸療法に係るもの）関連：876
人）、呼吸器（長期呼吸療法に係るのも）関連：832 人」、「血糖コントロールに
係る薬剤投与関連：761 人」等々です。

　特定行為研修修了者の就業状況は、病院：1,225 人（67.5%）、訪問看護ス
テーション：94（5.2%）、診療所、介護施設と続きます。

5）特定行為研修の推進に係る支援について[9]

　特定行為研修が普及しない要因の1つとして研修施設の不足や受講費用、人
員の不足等があります。

　特定行為研修推進のために、①指定研修機関、②医療機関、③研修受講者、
④特定行為研修の指導者育成等に体制整備や費用補助、研修等に対して国から
の支援があります。最新情報を知り、活用しながら推進していくことが重要だ
と思います。

6）制度が普及しない要因

　2015（平成27）年にスタートした「特定行為に係る看護師の研修制度」（以
下、「特定行為研修」という。）により、国を挙げて研修修了者増を目指している
にもかかわらず、5年たった現在、予定したようには増加していない要因はど
こにあるのか考えてみたいと思います。制度自体の認知度は随分高まったと実
感していますが、様々な施設の看護師からは「受講してもメリットを感じな
い」、認定看護師からは「これ以上の業務拡大を望まない」、施設からは「職員
を研修に出す余裕（コスト・人員等）がない」、「医師の理解を求め活用できる
自信がない」等、様々な課題があります。地方では、研修施設が近隣になく、

通えないケースもあります。

　特定行為研修を強力に推進していくためには診療報酬で評価されることが重要なポイントになります。2020（令和2）年度の診療報酬改定[10]では、「特定行為を終了した看護師が在宅で、特定行為（医行為）を実施した場合の評価（200点）」が新設されました。2022（令和4）年度診療報酬改定に向けて、規制改革推進会議（内閣総理大臣の諮問機関、2016年9月発足）では、「特定行為研修を修了した看護師」の「領域別パッケージ化推進」「指定研修機関の拡充」を2020年度に検討し、2022（令和4）年度の診療報酬改定で評価拡充を検討するよう提言しています。国は、2024（令和6）年度までにパッケージ研修修了者数1万人という目標達成に向けての取り組みを強く求めています。その対策として具体的には、「制度周知の取り組み推進策、パッケージ研修修了者の目標の妥当性、活用好事例、研修修了者数の伸び悩みの検証、指定医療機関となるための申請書類の簡素化、研修内容の検討、診療報酬上の評価の結論、手順書の見直し等」[11]を挙げています。

　当院が属する医療圏の看護部長たちに特定行為研修について現状を聞いてみたところ、「手順書や運用等、医師の理解と協力がないと難しい」、「特定行為研修修了者がいるが、うまく活用できておらず宝の持ち腐れ」、「医局会で特定行為について医師に説明したが他人事」、「麻酔医が少ないので術中麻酔管理領域パッケージ研修への参加者を検討している」、「訪問看護ステーションでは特定行為研修修了者が活躍している」等の意見が聞かれました。

　「第6回医師の働き方改革を進めるためのタスク・シフト/シェアの推進に関する検討会　資料3」[1]の「現行制度上実施可能な業務の推進について〈看護師〉」の医師から看護師へタスク・シフト/シェアできる業務は55項目ありました。その中で当院の看護師は、32項目、58.2％を実施している現状がありました。複数の病院経験のある外科系の医師からは「ここの病院の看護師は、よくやってくれている方だ」という意見も聞かれました。病院によって看護師が実施している項目は様々です。それは医師数の要因が大きいと思われます。55項目全部を看護師が実施するためには、看護師の人員もさることながら教育が必要です。

　他職種の「現行制度上実施可能な業務の推進について〈診療放射線技師〉〈臨床検査技師〉〈薬剤師〉〈理学療法士・作業療法士・言語聴覚士・視能訓練士〉〈臨床工学技士〉〈医療事務補助者〉等」の項目を確認したところ、看護師が行っている業務が散見されました。特定行為研修を進めると同時に、医師から看護師へタスク・シフト/シェアできる 55 項目の業務を看護師が実施できるようにすること、さらに他職種が現行制度上実施可能な業務を引き受ける体制を整備することが重要であると考えます。

　地域病院の看護部長として、医師の働き方改革を進めるためには看護師の特定行為研修の必要性は十分に理解しつつ、国の動きと現場の状況に大きな乖離を感じています。「特定行為研修を修了した看護師」を活用することになった場合、医師の理解はもちろんのこと、組織に「特定行為研修を修了した看護師」を活用するための方針や体制づくりが必要です。そして、その組織づくり・体制づくりの責任者は病院長です。組織全体の意識を変え、仕組みを変えるには膨大なエネルギーを要します。

7) ナース・プラクティショナー（仮称）について

　「特定行為研修を修了した看護師」は、医師・歯科医師の包括的指示の下でプロトコルに沿って一部の医行為を実施できますが、「医師の指示を待たず、自身の判断で一定の医行為を実施できる看護師」（ナース・プラクティショナー、NP）の制度創設を求める声もあります。

　「第 1 回 医師の働き方改革を進めるためのタスク・シフト/シェアの推進に関する検討会」[1)]で、日本看護協会から「特定行為研修には限界が見えてきている。NP 創設に向けた検討も行うべき」旨の要望が強く出されています。反面、「特定行為研修を修了した看護師は、まだ 1,600 名程度しか養成されておらず、限界も課題も十分には見えてきていない。まずは、特定行為研修を修了した看護師の養成を強力に推進する必要がある」という意見もあり、「NP 創設等は将来の検討課題にとどめる」という考えも示されています。

（7）看護補助者へのタスク・シフト/シェア

　医師から看護師へのタスク・シフト/シェアを責任もって引き受けるためには、看護師の働き方改革も進めていかなければなりません。慢性的な人手不足や多すぎる業務量を抱える看護師にとってタスク・シフト/シェアがさらに看護師の仕事を増大させては意味がありません。看護師の業務の効率化や他職種へ仕事を渡す必要があります。

　看護師のタスク・シフト/シェア先は、身近なところでは看護補助者です。しかし、無資格の看護補助者を活用するためには、看護師の責任と自覚が必要です。日本看護協会は2019（平成31）年2月に現場の声を受けて「看護チームにおける看護師・准看護師および看護補助者の業務の在り方に関するガイドライン」（日本看護協会公式ホームページから全文ダウンロード可能）を発行しました。その目的に「社会における看護へのニーズが変化する中においても、安全で質の高い看護を効果的・効率的に提供するため、あらゆる場の看護管理者及び看護師に対し、看護チームにおける看護師・准看護師・看護補助者の業務の在り方に関する基本的な考え及び各施設において必要な体制整備について目指す姿を示す」[12]と述べられています。また、看護管理者を対象に「看護補助者の活用推進のため看護管理者研修」を各都道府県の看護協会は開始しました。

　「厚生労働科学特別研究事業・効率的な看護業務の推進に向けた実態調査研究、平成30年度総括研究報告書」[6]をもとに日本看護協会が算出した看護業務に占める移管できる可能性の高い日常業務の割合は、「環境整備、リネン交換、入院オリエンテーション、事務作業、搬送（薬・検体・書類）、機器類の点検（車いす・酸素ボンベ等）、見守り・付き添い等」合わせて3.8％です。これらの業務を行うにあたっては、看護師が患者の状況を判断して安全に無資格の看護補助者に実施できるのかを患者の状態と看護助手の能力を踏まえ日々判断し、その責任を負わなければなりません。

　現場の現状は、まず看護補助者の確保が困難であることです。「厚生労働省・医療施設実態調査・病院報告」[13]による看護補助者数の変化は、2013（平成25）年に約20万人だったのが年々減少していき、2017（平成29）年には17.5万人と5年間で1割以上減少していることがわかっています。日本人の

採用が難しい現状であり、日系ブラジル人、フィリピン人、ベトナム人の採用が増加しています。また、「厚生労働省・平成 30 年度診療報酬改定の結果検証に係る特別調査・医療従事者の負担軽減、働き方改革の推進に係る評価等に関する実施状況調査（その 1）」[7]では、採用後の「看護補助者の教育に関する課題」について（複数回答、n = 1,072 人）、知識・技術の習得に時間を要する 49.3%、業務多忙等により、研修時間を確保できない 36.8%、教育を担当する人材確保が困難 34.8%、教育プログラムの構築が困難 21.5% でした。「習得に時間を要する知識・技術」の上位 4 項目（n = 528）は、食事介助 49.4%、移乗の援助 41.1%、排泄介助 40.3%、清潔・整容の介助 23.9% でした。外国人の採用は、無資格者の上に文化や言語の壁が立ちはだかり、看護補助者の教育をさらに困難にしています。

　2018（平成 30）年度の診療報酬改定[14]で、「チーム医療等の推進等の勤務環境の改善」のこれまでの取組の充実として、看護補助者の配置に関する評価及び看護職員の夜間配置に関する評価の引上げ及び対象病棟の拡大が行われました。さらに「看護職員と看護補助者との業務分担・共同の推進」として、身体拘束の低減等、より質の高い療養環境の提供を目指す観点から、看護補助者の配置に関する評価及び看護職員の夜間配置に関する評価の充実が図られました。対象病棟の拡大については、急性期一般病棟だけでなく、地域包括ケア病棟、精神科救急入院等にまで及び、夜間看護配置の評価の充実・新設が行われました。

　さらに 2020 年（令和 2）年度の診療報酬改定[10]の中の「看護職員と看護補助者との業務分担・協働の推進」で、急性期看護補助体制加算、看護補助加算、夜間看護加算、看護補助加算、看護補助者配置加算等の点数がいずれの加算項目においても約 10〜30 点引き上げられました。

　診療報酬を手厚くして、看護補助者の増員を国は誘導していることがわかります。その裏には、急性期病床の削減とそれに伴う看護師削減の方向性が見え隠れしています。

(8) 医師の業務負担軽減を推進するための課題（まとめ）

　医師不足といいますが、医師同士の協力体制は、医師の専門性が高くなったためか、なかなか取れない状況も見受けられます。看護師においても医師のタスク・シフト/シェアを引き受けるだけの余剰人員がいるわけではありません。医師が足りないなら看護師を増員すればすむのではないかという論理になりますが、現在の診療報酬から病院の収支バランスを考えると増員は難しく、増員により人件費がかさみ経営を圧迫しかねません。トコロテン方式で医師のタスクを看護師へ、看護師のタスクを他職種や看護助手へ押し出したところで、全体の業務量を見直さない限りどこかの医療従事者にしわ寄せがきます。

　「BCG が支援したある病院のケースでは、医師と看護師、その他のスタッフの業務内容をリストアップしたところ、本来なら他のスタッフが担当できる業務にもかかわらず、医師が担当している業務が数多く見つかった。」15)と述べています。まずは、業務を洗い出してシステムの見直し、関係性の見直し、業務改善等を行う必要があるように思います。

　「平成 30 年度厚生労働省医療分野の勤務環境改善マネジメントシステムに基づく取り組みに対する支援の充実を図るための調査・研究事業報告」16)結果、「病院勤務医師の時間外労働が長い人短い人の要因差異」では、いずれも時間外労働の理由として、「緊急対応」約 60 ％、「手術や外来対応等の延長」約 50 ％、「記録・報告書作成や書類の整理」約 45 ％で、以下、「他職種・他機関との連絡調整」、「会議・勉強会・研修会等への参加」、「勤務開始前の準備」があげられています。緊急対応、手術や外来対応は他職種へタスク・シフト/シェアすることは難しいですが、その周辺業務の軽減は工夫できるのではないかと思います。診療報酬を算定するためには、診療行為を実施した証拠として医師によるカルテ記載や書類作成・サインが求められます。疾患の複雑化・高度化により書類（診断書、紹介状、保険関係書類等）が増え、記載する時間も増加しています。これらの業務に関しては、「医師事務作業補助者」の導入により改善が進んでいます。診療報酬上でも「医師事務作業補助者」を一定数以上確保した場合には加算点数が取得できるような仕組みになっています。

　それぞれの医療従事者が、業務範囲を明確にし、拡大していくことは大事なことかもしれませんが、患者を中心に考えると、重なり合う業務を上手にシェ

アしたり、協力していくことの必要性を強く感じます。「自分の仕事は誰のためにあるのか。患者のために、誰が今どのように関わることが最善なのか。」をそれぞれの医療職が考えて協働することが、医師のタスク・シフト/シェアを進めていく上で最も重要なことだと思います。

（参考文献・引用文献）
1）厚生労働省 医師の働き方改革を進めるためのタスク・シフト/シェアの推進に関する検討会（2019）
   https://www.mhlw.go.jp/stfnewpage_07275.html（2020 年 8 月利用）
2）厚生労働省医政局通知（第 093002 号）（2002（平成 14）年 9 月 30 日付け）
   https://www.nurse.or.jp/nursing/education/tokuteikenshu/document/0930002.pdf（2020 年 7 月利用）
3）「新たな看護の在り方に関する検討会」中間まとめについて（2002（平成 14）年 9 月）
   厚生労働科学研究所の調査（2001 年）「看護師等による静脈注射の実態について」
   https://www.mhlw.go.jp/shingi/2002/09/s0906-4.html（2020 年 8 月利用）
4）日本看護協会編：看護に活かす基準・指針・ガイドライン 2019、「静脈注射の実施に関する指針」（2003） 日本看護協会出版会 2019. 10
5）厚生労働省 医師の働き方改革に関する検討会（2018 年）
   https://www.mhlw.go.jp/stf/shingi/other-isei_469190.html（2020 年 8 月利用）
6）厚生労働科学研究成果データーベース 効率的な看護業務の推進に向けた実態調査研究 平成 30 年度総括研究報告書（2018（平成 30）年）
   https://mhlw-grants.niph.go.jp/niph/search/NIST00.do（2020 年 8 月利用）
7）厚生労働省・平成 30 年度診療報酬改定の結果検証に係る特別調査・医療従事者の負担軽減、働き方改革の推進に係る評価等に関する実施状況調査（その 1）（2020 年 8 月利用）
   https://www.mhlw.go.jp/content/12404000/000493978.pdf
8）厚生労働省 特定行為に係る看護師の研修制度
   https://www.mhlw.go.jp/stf/seisakunitsuite/bunya/0000077077.html（2020 年 8 月利用）
9）厚生労働省医政局看護課看護サービス推進室 特定行為研修制度に関するトピックス（2020 年 2 月 28 日）
   https://www.nurse.or.jp/nursing/tokutei_katsuyo/symposium/pdf/topioftokuteikensyu_sys.pdf

（2020 年 8 月利用）

10）診療点数早見表　2020 年 4 月版　医学通信社　2020. 4.

11）第 8 回規制改革推進会議（2020（令和 2）年 7 月 2 日）
https://www8.cao.go.jp/kisei-kaikaku/kisei/meeting/committee/20200702/agenda.html（2020
年 8 月利用）

12）日本看護協会：看護チームにおける看護師・准看護師および看護補助者の業務
の在り方に関するガイドライン　2019. 2

13）厚生労働省・医療施設実態調査・病院報告（2017（平成 29）年）
https://www.mhlw.go.jp/toukei/list/79-1a.html（2020 年 8 月利用）

14）診療点数早見表　2018 年 4 月版　医学通信社　2018. 4.

15）ボストンコンサルティンググループ医療機関チーム：実践 BCG 流病院経営,
ELSEVIER,2020.7.30

16）平成 30 年度厚生労働省医療分野の勤務環境改善マネジメントシステムに基づく取
り組みに対する支援の充実を図るための調査・研究事業報告(2018 年 8 月 21 日～9 月
23 日調査)https://iryou\kinmukankyou.mhlw.go.jp/outline/download/pdf/292627163dze75e
d153e121126d38cfcd.pdf（2020 年 8 月利用）

5-4 薬剤師へのタスク・シフト/シェア

　医師の働き方改革に対する薬剤師へのタスク・シフト/シェアは、「医療スタッフとの協働・連携によるチーム医療の推進について」（2010（平成 22）年 4月 30 日医政発 0430 第 1 号　厚生労働省医政局長通知（以下、「チーム医療に関する通知」という。）の表題にあるように当初はチーム医療の推進を軸に協働・連携としてスタートしました（巻末資料参照）。

　タスク・シフト/シェア推進の目的は「医師の時間外削減」です。医師から薬剤師へのタスク・シフト/シェアを推進するにあたって、医師の包括的指示を現場でどのような方法で運用するかという大きな課題があります。運用に際して現場で困っているのは、「医師の承認」行為です。薬剤師が医師の業務の一部を代行するとしても、当該行為は医師の指示の下に行なうことに変わりはないため医師の承認が必要なのです（**図表 5.15**）。また、カルテにはそれらの記録を残さなくてはいけません。それを電子カルテ上で行うと、電子カルテ運用上のシステム的な制約も障害となります。

　例えば、薬物血中濃度測定（TDM）という検査の指示を行うとします。通常、医師がそれを行う場合は、検査の指示（オーダ）とともに必要な事項をカルテに記載します。

　薬剤師が指示を代行した場合は、当該検査の指示（オーダ）に対し、主治医がそれを承認しないとそもそも、検査さえ実施できません。

　また、薬剤師が代行した場合は、検査オーダ代行とともに投与量評価を目的とした TDM 用採血を実施する必要性についてカルテ記載を行い、医師はその記事についても確認する必要があります。薬剤師が代行した検査オーダに対する医師の承認は行うことはできても、薬剤師が代行し記載した記事については、容易にはいきません。なぜなら薬剤師が記載する記事は他にも（薬剤管理指導記録・疑義照会記録等）複数あり、どの記事を医師はチェックすべきか電子カルテ上で見つけにくい等のシステム上の課題もあるからです。

　この事例のように代行入力等を行ってもその都度、その行為に対する承認行

図表 5.15

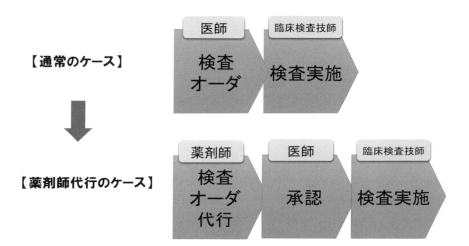

薬剤師による代行指示のプロセス

【通常のケース】

| 医師 | 臨床検査技師 |
| 検査オーダ | 検査実施 |

【薬剤師代行のケース】

| 薬剤師 | 医師 | 臨床検査技師 |
| 検査オーダ代行 | 承認 | 検査実施 |

為が必要となっては、業務軽減につながりにくいのです。このような事案に対し、医師の働き方改革を進めるためのタスク・シフト/シェアの推進に関する検討会（以下、「検討会」という。）において、医師による包括的指示と同意がある場合には、医師の最終確認を必要とせず実施することができるよう検討されています。医師の確認が省ければ、業務軽減につながるため、「医師による包括的指示」の医療安全を考慮した合理的な運用が望まれます（**図表 5.16**）。

　本稿では医師業務のうち現行制度で薬剤師が代行できる項目について、厚生労働省が開示している資料を参考に、タスク・シフトの現状と課題について解説します。

(1) チーム医療の中の薬剤師業務

（厚生労働省医政局長通知（医政発 0430 第 1 号））

　チーム医療推進という観点から「医師及び医療関係職と事務職員等との間等での役割分担の推進について」（2007（平成 19）年 12 月 28 日医政発第 1228001 号

図表 5.16

タスク・シフト/シェア項目の安全性等についての意見

【薬剤師】

[No.]業務内容	現行制度上の整理（案）	効果（推計）
【148】プロトコールに基づいた投薬指示の内容変更（医師の包括的指示と同意がある場合には医師の最終確認・再確認を必要とせず実施する）	△	－

実施できる行為の範囲や実施するための条件【第3回事務局提示案一部追記】
薬剤の種類、投与量、投与方法、投与期間等の変更について、処方された範囲内で、医師・薬剤師等により事前に作成・合意されたプロトコールに基づき行う場合は、必ずしも医師の最終確認・再確認を必要とせずに実施可能であるが、病状が不安定であること等により専門的な管理が必要な場合には、医師と協働して実施する必要がある。なお、薬剤の患者への投与については、医師や看護師が実施する必要があるため、実施者と情報共有する必要がある。また、医師の最終確認・再確認ずに行った場合でも医師に報告する必要がある。

寄せられた意見
【日本精神神経学会】　どのような状況及び業務内容を想定しているのかが曖昧。

<【148】業務内容の具体例について>　※ 薬剤師が処方することはできない。

1）あらかじめ作成・合意されたプロトコールに沿ってTDM*を実施し、血中薬物濃度測定値の結果に基づき薬剤の投与量や投与期間（投与間隔）を変更し、投与者に伝える。（薬剤を投与する行為（注入など）は医師や看護師が実施する必要がある）
　　*血中薬物濃度モニタリング（薬物の血中濃度を測定するため採血・検査はできないが、プロトコールに基づき検査のオーダを医師等と協働して実施することができる。（平成22年医政発0430第1医政局長通知）

2）院内での事前の取り決めにより、前回処方まで"粉砕"（や"一包化"）にて調剤していた患者について、今回の処方では"粉砕"（や"一包化"）の指示がないものの、これまでの当該患者への服薬指導の結果から明らかに"粉砕"（や"一包化"）しなければ服薬が困難であることがわかっているなどの場合（腸溶錠や徐放錠など薬学的に判断して妥当ではない場合は除く）、処方医に確認することなく投与方法を変更（粉砕/一包化）することが可能としていれば、薬剤師は処方医に確認することなく変更できる。

3）院内での事前の取り決めにより、薬剤の種類の変更（内服薬の剤形変更【普通錠⇔散】・内服薬の規格変更【5mg2錠⇒10mg1錠】・軟膏やクリーム剤の規格変更【5g2本⇒10g1本】など）を薬剤師が処方医への事前確認なく実施する。

4）院内での事前の取り決めにより、成分が同一銘柄の変更や医療上必要性が認められる一包化や薬学的に単剤で調剤するべき薬剤の一包化対象からの除外など、処方医（主治医）に事前確認することなく実施できる。

5）院内での事前の取り決め（変更可能薬剤の指定など）により、入院患者の持参薬を院内採用の同種同効薬で調剤して、継続して服用してもらう。（持参薬を入院後も引き続き服用する医師の処方があることが前提）

出所：第4回　医師の働き方改革を進めるためのタスク・シフト/シェアの推進に関する検討会（令和元年12月25日）参考資料2より一部抜粋

　厚生労働省医政局長通知）が発出されましたが、その後、医師との役割分担としてチーム医療の中で行う薬剤師の具体的業務が示されたのは、前述の「チーム医療に関する通知」です。ここでは、薬剤の管理には専門的知識が必要であるにもかかわらず病棟や在宅医療において、医師や看護師が薬剤の管理業務を行っていることが指摘されています。協働・連携・提案という表現が目立ちますが、タスク・シフトすべき具体的な業務内容が記載されており、薬剤師へのタスク・シフト推進の契機になりました。

　まずは、「チーム医療に関する通知」により、薬剤師を積極的に活用することが可能であると示された9つの業務を4種類（「薬剤の種類等の変更・提案」及び「検査のオーダ」に関する業務、「副作用防止」に関する業務、「持参薬の確認」に関する業務、「がん治療」に関する業務）に整理した上で、それぞれの業務のタスク・シフトの実現可能性について言及します。

1）薬剤師を積極的に活用することが可能な業務

> **「薬剤の種類等の変更・提案」及び「検査のオーダ」に関する業務**
> ✓ 薬剤の種類、投与量、投与方法、投与期間等（以下、種類等）の変更や
>   検査のオーダについて、医師・薬剤師等により事前に作成・合意された
>   プロトコールに基づき、専門的知見の活用を通じて、医師等と協働して
>   実施すること。
> ✓ 薬剤選択、投与量、投与方法、投与期間等について、医師に対し、積極
>   的に処方を提案すること。
> ✓ 薬物の血中濃度や副作用のモニタリング等に基づき、副作用の発現状況
>   や有効性の確認を行うとともに、医師に対し、必要に応じて薬剤の変更
>   等を提案すること。
> ✓ 薬物療法の経過等を確認した上で、医師に対し、前回の処方内容と同一
>   の内容の処方を提案すること。

　通常、薬剤師が処方箋を受理した後、調剤するために処方監査を行っていますが、その時点で処方箋記載事項に疑問（疑義）が生じた場合、処方医へ質問（照会）を行い（疑義照会）、必要があれば、薬剤の種類等の変更を行っています。

　しかし、処方医に対する質問は、直接あるいは医療事務を介してその都度対応していますが、診察を中断させて処方を修正しているため、医師に手間を取らせているのが現状です。

　これらの問題解決を図るために、「医師・薬剤師等により事前に作成・合意されたプロトコール」を作成しておけば、医師に手間を取らせることなく薬剤師側で対応できます。

　次に「投与量、投与方法、投与期間等の変更（提案）」は、定期的に使用する薬剤の処方代行入力（継続処方の代行入力）、年齢や腎臓・肝臓機能に応じた用量調節・用法変更（提案）、薬と薬の飲み合わせ可否（相互作用）を考慮した用法変更（提案）、注射と内服の重複投与の変更（提案）・調整、飲み忘れ等に

よる残薬に応じた処方日数の変更（提案）等です。筆者が所属する医療機関においてもこれらの提案は薬剤部において日常的に行われており、医療機関以外の保険薬局（町の薬局）でも、医療機関と事前にプロトコールを作成・共有することで対応可能です。

「薬剤の種類の変更」を行うケースは2つあります。1つは先発医薬品からジェネリックへの変更、もう1つは同種同効薬への変更のケースです。

ジェネリック医薬品使用推進のための取組として、医師が変更調剤を許可していない場合を除いて、薬価が安価な医薬品への変更は基本的に医師への確認を必要とせず、変更することができます。一方、成分の異なる同種同効薬への変更は次のような例があります。

例えば、抗アレルギー剤として処方されたA薬品を、別成分の抗アレルギー剤B薬品へ変更する場合です。変更理由には、副作用・アレルギー既往等があります。しかし、A薬品とB薬品の適応が同一とは限らず、また医師の処方意図が処方箋のみからでは把握できないため、特に院外の保険薬局では、病名等の個人情報が供与されない限り、医師との協議なく代替薬へ変更することは困難です。また事前のプロトコール作成においても個別の薬品に対して其々作成する必要があり、医療機関内においても、医師への疑義照会（提案）に留まっているのが現状です。

そのため、第3回検討会において、日本薬剤師会等が要望する「プロトコールに基づいた投薬」に対し、「処方の範囲内」、「専門的な管理が必要でない場合」との条件が付されています。「薬剤の種類の変更」はハードルが高いことがうかがえます。文言の定義についての、更なる具体的な事例の提示が待たれます。

次に、検査のオーダを代行する場合は、冒頭で述べたように検査という侵襲的医療行為の代行指示とその検査を必要とする根拠をカルテに記載する必要があります。包括的指示により、医師の再確認を不要としたとしても、1月当たりの検査実施回数等診療報酬の算定基準の問題を医師と共有することが現状では困難です。仮に代行するとすれば、「○○の血液検査が行われていない」「○

○の薬剤についてそろそろ TDM を行ったほうが良い」等、医師との直接的なやり取りの後、検査オーダのみを代行し、医師の指示に基づき検査オーダを代行入力した旨をカルテに記載する、という方法もあります。要するに検査スケジュールの提案とオーダの代行入力という形です。筆者が勤務する医療機関では、薬剤の TDM に関して採血時期、時間、測定結果から用量変更必要の有無あるいは適正用量の提案を行っています。

　このように、「検査のオーダ」に関するタスク・シフト1つとっても、様々な運用上の仕組みが考えられます。各医療機関の現場の実情に応じた運用方法の導入が必要です。

「副作用防止」に関する業務

✓ 薬物療法を受けている患者（在宅の患者を含む。）に対し、薬学的管理（患者の副作用の状況の把握、服薬指導等）を行うこと。

✓ 定期的に患者の副作用の発現状況の確認等を行うため、処方内容を分割して調剤すること。

　薬剤師は、以前より薬剤交付時に患者またはその家族等に対し、服薬状況、残薬状況、内服困難の有無、副作用の説明と発現等（以下、「副作用等」という。）の確認を行ってきました。また最近は、投薬期間内における副作用等の確認が義務付けられたことから、その確認のために分割調剤※1を行うことが出来ます。これらの項目は、保険薬局でも対応可能であり、保険薬局薬剤師が患者等から得た情報の共有（医師へのフィードバック）の仕組みの構築が重要です。

※1：分割調剤

　　　分割調剤は「薬剤師のサポートが必要」と医師が判断した場合等に行われ、最大3回分の処方箋の発行が可能となる。

「持参薬の確認」に関する業務

✓ 入院患者の持参薬の内容を確認した上で、医師に対し、服薬計画を提案

> する等、当該患者に対する薬学的管理を行うこと。

　PFM（Patient Flow Management）という概念は、患者の社会的背景や医療的背景を早期から把握共有することで患者・医療機関が共に合理的・安全・安心な医療に接することができるという考え方であり、最近は入院患者のみならず初診の時点から、薬剤師が常用薬/サプリメントの有無、薬剤副作用/アレルギーの有無、かかりつけ医療機関/薬局等の情報を収集・共有し、入院時には最新の情報を直接入手あるいは再確認し、退院時には医療連携を介して他の医療機関へ情報を提供・共有しています。特に入院時の持参薬（常用薬）確認と処方入力を薬剤師が代行することで、入院後に新たに処方される薬剤との相互作用等を確認し医師へ情報提供しています。また、入院に際して予め、薬剤の使用を一時中断されていた場合、再開されずに、大きな事故につながることが医療安全面で問題になることがあるため、入院中の再開はもとより、退院後の再開に関して患者等や他の医療機関への情報提供に薬剤師が関与することは非常に重要です。

「がん治療」に関する業務

✓ 外来化学療法を受けている患者に対し、医師等と協働してインフォームドコンセントを実施するとともに、薬学的管理を行うこと。

✓ 抗がん剤等の適切な無菌調製を行うこと。

　多くの医療機関において、抗がん剤は無菌環境の安全キャビネット内で薬剤師が、365日体制で調整し、そのような環境がない医療機関でも、閉鎖式調整器具（抗がん剤暴露から防ぐ器具）を利用する等して、基本は薬剤師が調整を行っています。また、抗がん剤投与計画管理（レジメン管理）を行う場合は、多職種カンファランス（キャンサーボード）を行い、がん専門薬剤師が主体的にかかわっています。最近はQOL（Quality of Life）の向上のために外来で抗がん剤投与を受けることが少なくありません。適正な副作用情報の提供と対処法の説明を薬剤師が行うことで、治療継続に貢献しています。

2) 薬剤に関する相談体制の整備

　多くの医療機関においては、すべての病棟に薬剤師を配置し、薬剤管理、スタッフからの相談に対応しています。これは、診療報酬の施設基準において加算点数を取得するために体制整備が条件とされていることが背景にありますが、「薬剤あるところに薬剤師あり」の基本姿勢に準じて、病棟配置が不可能な医療機関においても、医薬品情報担当者等が配置されていることが多くあります。医師は直接メーカーに問い合わせることなく、薬剤師が代行することで、情報の蓄積・共有に繋げることができるのです。

　以上、ここまでは「チーム医療に関する通知」を基にチーム医療の中の具体的な薬剤師業務について記したところです。

　次に、第6回検討会において「現行制度上実施可能とした業務」として新たに取り上げられ、検討された以下の4業務についてタスク・シフト導入の実現可能性について考えてみましょう（**図表5.17**）。

(2) 現行制度上実施可能とした業務の実現可能性について

1) 手術室において、薬剤に関連する業務の実施

　手術室においては、①手術で使用する薬剤の払出し、②手術後残薬回収、③鎮静薬調整、④鎮静薬投与器具の準備、⑤周術期に使用する薬学的管理が挙げられています。いずれも手術室への薬剤師の常駐が必要であり、特に鎮静薬の調整では、多くが麻薬を使用するため、複数の薬剤師の配置が求められます。筆者の勤務する医療機関では、吸入麻酔薬、毒薬に指定されている薬剤、麻酔に使用する麻薬等の薬剤管理を薬剤師が担っていますが、手術後残薬回収、鎮静薬調整や鎮静薬投与器具の準備は対応できていません。

2) 病棟等における薬剤管理

　①薬剤の在庫管理、②ミキシング、③ミキシングを行った点滴薬剤等のセッティング、④与薬等の準備が挙げられています。薬剤師は、多くの医療機関においてすべての病棟に配置されていますが、1病棟に複数の薬剤師を配置でき

るほど人的余裕のある医療機関は少ないため、薬剤の在庫管理は病棟担当薬剤師が行っているものの、ミキシングや与薬準備に貢献できる医療機関は少ない状況です。筆者の勤務する医療機関でも同様です。一方でミキシングにおいて薬学的知識が必要な薬剤や非常に高価な薬剤が増えつつある昨今、薬剤師が病棟のミキシングや与薬準備にかかわることの重要性はどの医療機関の薬剤師も痛感しています。

3) 術後の患者を訪床して

手術後の患者に対して、「術後疼痛を評価し、医師に鎮静薬を提案」「術前に中止していた薬が術前指示通り再開しているかの確認」は多くの医療機関において薬剤師がすでに積極的に取り組んでいる業務です。特に中止薬の再開への関与については既述したところです。筆者が勤務する医療機関では、再開忘れに対する多職種での取組として、医療安全の側面からシステムを利用して組織的に対応しています。

4) 糖尿病患者の自己血糖測定やインスリン等自己注射等の実技指導

患者指導は、これまでに薬剤師外来という形で、自己血糖測定やインスリン自己注射のみならず、吸入指導、禁煙外来、経口抗がん剤導入指導、成長ホルモン自己注射指導、ワーファリン外来等、多岐にわたって対応しています。検討会資料によると「直接侵襲性を伴う行為はできない」との但書があるため、注意が必要です。

（第3回検討会で、薬剤師が禁じられている「投与」の定義について「患者がご自身でお薬を飲むものは含まれない」とされたことから、薬剤師の指導によりその目前で、患者自身が自己により注射を行うことは可能との考え方もあります。）

患者指導により知り得た情報を医師へフィードバックする、あるいは提案することが重要です。

ここまでをまとめると、薬剤師へのタスク・シフト推進のきっかけは2010年の「チーム医療に関する通知」（医政発0430第1号）にあること、薬剤師へ期待されている業務のすべては現行制度で対応可能であること、医師による包

図表5.17

現行制度上実施可能とした業務（平成22年医政局通知記載の項目は除く）						
業務内容（事務局整理案）	ヒアリングで提案された業務（これまでの業務項目【これまでの項目No.】）	医師側団体※	主な診療科	主な場面	効果/月（推計）	特に推進するもの
手術室において、薬剤に関連する業務の実施 手術で使用する薬剤の払い出し 手術後残薬回収 鎮静薬の調製 鎮静薬投与器具の準備 周術期に使用する薬学的管理	手術室関連の業務支援（周術期に使用する薬剤の薬学的管理等）【68】 術中 薬剤払い出し、残薬回収【69】 術後 鎮痛薬調製・投与器具準備【82】	※	麻酔科	手術室	1.0 時間 ～ 6.9 時間	★
病棟等における薬剤管理 ・薬剤の在庫管理 ・ミキシング ・ミキシングを行った点滴薬剤等のセッティング ・与薬等の準備	薬剤管理（ミキシング・残薬管理・薬剤の準備・在庫管理等）【175】		全科	病棟	－	★
手術後の患者を訪床して、 ・術後痛を評価し、医師に鎮静薬を提案 ・術前に中止していた薬が術前指示通り再開しているかの確認	術後痛評価・鎮痛薬調製提案・術前中止薬再開確認【182】	※	外科系診療科	病棟	－	★
糖尿病患者の自己血糖測定やインスリン等自己注射等の実技指導 ＜直接侵襲性を伴う行為は実施できない＞	糖尿病患者の自己血糖測定やインスリン等の自己注射等に関する、患者や家族への薬剤を適切に使用するための実技指導【212】		内科	病棟・外来	－	

第6回医師の働き方改革を進めるためのタスク・シフト/シェアの推進に関する検討会 資料より一部抜粋

括的指示が各医療機関において合理的に運用される必要があることの3点が重要なポイントです。

(3) 薬剤師業務のタスク・シフトは可能か

さて、医師の業務を移管される側の薬剤師業務は他職種へ移管（シフト）可能なのでしょうか？ 2019年7月17日付で日本薬剤師会・日本病院薬剤師会から提出された資料によると、「現在薬剤師が担う業務のうち、他職種へ移管可能な業務」は「特になし」とされています。厚生労働省医薬・生活衛生局総

務課長から発出された「調剤業務のあり方について」（2019 年 4 月 2 日薬生総発 0402 第 1 号）において、薬剤師以外のものが薬剤を取り揃える（ピッキングする）ことができるとしており、これが一種の業務移管でしょう。しかし、この業務は取り揃えるだけであり、将来的には AI 搭載のピッキングロボットにとってかわられるであろうと、筆者は考えています。処方監査や疑義紹介も AI が台頭してくる分野であり、薬剤師業務のロボットへの移管は部分的に期待できるかもしれません。しかし、筆者は、AI を活用することで処方監査過誤や疑義紹介漏れを防止することには役立ちますが、実際の判断は薬剤師が、各症例個別の状況に応じて行うべきであり、薬剤師業務はむしろ煩雑になると考えています。従って、薬剤師の業務はほとんど移管できずに残留するため、他職種の業務を受け入れるだけの"力"が必要になります。

　第 3 回　検討会資料に、経営課題に対するアプローチとして「意識」、「技術」、「余力」が挙げられていますが、薬剤師においては、「意識」、「技術」はあるが「余力」がないのが現状です。また、同資料には「シフト・シェア"される"側が持つ 3 つの"ふ"」として「不安」、「負担」、「不満」も示されており、薬剤師における"ふ"は「負担」のみです。

　タスク・シフトに対する期待は、薬剤師自身も大きいのですが人的余裕のないまま事態が進めば、人的不足➡他職種のタスク・シフト応需➡時間外増大➡個人負荷の増大➡離職率増大➡人的不足➡他職種のタスク・シフト応需、という負の連鎖が現実化することになります。重要なことは、人的投資に対して組織が真底から同じ方向性であるか否かであると考えます。

5-5　臨床検査技師へのタスク・シフト/シェア

(1) 臨床検査技師の業務

　「臨床検査技師」という職種は、一般に認知度が高いとは言えません。しかし病院では、薬剤師や診療放射線技師、理学療法士、臨床工学技士よりも比較的多くの職員が臨床検査技師として勤務しています。このため、効率的に臨床検査技師をタスク・シフティングに活用できれば、大きな効果が得られます。

　医療機関により組織編成は異なりますが、臨床検査技師は「検査部」・「病理部」・「輸血部」等の部門に所属しています。衛生検査技師といわれた時代から60数年、その後採血等の業務が認められ、臨床検査技師となって50年ほどの歴史があります。臨床検査技師は様々な検査業務に携わり、検査データを臨床医に報告することにより診断の一助を担ってきました。

　臨床検査技師は、「検査部」に所属するのが一般的でした。しかし、昨今では検査業務の専門性が強くなったことに伴い、組織も徐々に分化しています。

　例えば、以前検査部には「輸血用血液が患者と適合するか否かを検査する部署」がありました。そこへ薬剤師の担当業務であった「輸血用血液の管理業務」が、一連の関連業務として移管されました。これをきっかけに「検査部」から「輸血部」が新たに独立し組織が再編されました。このように、院内において組織再編を繰り返しながら臨床検査技師の業務領域が少しずつ拡大されてきた経緯があります。

　臨床検査技師が日々行っている臨床検査について説明します。臨床検査は、大きく「検体検査」と「生理検査」に分類されます。検体とは患者の体から取り出したもの（血液、尿、痰、細胞等）を指し、これを成分分析や形態分析することを検体検査といいます。これに対し、患者の身体に直接分析装置をあてて患者の状態を知ろうとするのが生理検査で、心電図、脳波等がこれに当たります。これらはさらに細分化されますが、その分類は病院の状況によりまちまちです。一般的には、検体検査は輸血、血液、生化学、免疫、細菌、病理、遺

伝子等、そして生理検査は心電図、脳波、超音波、呼吸機能等、その学術的意義や分析方法の違いにより分類されます。規模の大きい（技師数が多い）病院ではこの分類を多くして専門性を高めることができますが、規模が小さい（技師数が少ない）病院では、細分化すると技師の業務量に偏りが出るため分類は少なくなります。つまり、このような病院の技師は1人で多くの種類の検査を担う必要があり、その分専門性は低くなる傾向があります。

　臨床検査技師はこれらの検査を、普段は検査室に常駐して行います。しかし20年ほど前からでしょうか、徐々に「検査室に閉じこもってはいけない」という意識が芽生えてきました。そのきっかけは「看護師不足」でした。「看護師が不足しているなら、その代わりに臨床検査技師が採血してはどうか」という考えが起点であり、まさにその頃からタスク・シフティングが行われていたのです。言うまでもなく当時から検査のための採血は臨床検査技師の業務として認められていましたが、それまでの30年もの間、採血のほとんどは看護師の仕事であり、臨床検査技師が採血するのは必要に迫られた一部に過ぎませんでした。しかし今は、全採血の半数ほどを占める外来採血を、臨床検査技師が行うのは当たり前の時代になっています。これが病院内で評価を受け、臨床検査技師も病院も、「さらに臨床検査技師にできることはないか」と模索を続けています。こうしたことが現在のタスク・シフティングにつながっています。

　外来採血がうまくいくと、「次は入院採血」と思われがちですが、これはなかなか思うように進まないのが実情です。その理由は採血時間にあります。入院患者においては朝、食事前に採血するのが望ましく、患者の食事を遅らせないように臨床検査技師が出勤する勤務シフト（早出）を実行すると、夕方に人員不足になってしまいます。すでにこの早朝の時間帯は入院患者の検体分析やその準備のために早出勤務が設定されており、臨床検査技師が採血のためにさらに早出を増やすことは困難なのです（後述する問題点を乗り越えた施設では実施、または一部実施がされています）。現在のところ、「入院患者の早朝採血は看護師にさせて、臨床検査技師は入院患者の検体を早く処理し、より早い診断に役立てよう」とする考え方が主流です。

　採血の次に臨床検査技師が見据えたのは「チーム医療」でした。感染症対策

チーム、糖尿病チーム、医療安全管理チーム、栄養サポートチーム等への参加をしてきました。感染症対策チームでは臨床検査技師が測定した検査結果が議論の大きな要素になるので、そのプレゼンは大きな意味を成します。また糖尿病チームでは、その知識を活かして患者への教育をし、あるいは病棟で使う検査機器の管理をする等、活躍しています。しかし、それぞれのチーム内で十分に活躍できているばかりではありません。例えば医療安全への取り組みを見てみると、検査部内で起きたインシデントへの対応は検査部内でしっかりするとしても、全病院での「医療安全管理チーム」としての取り組みの中にあっては、なかなか思うに任せません。院内のインシデント報告のほとんどは臨床検査技師と関わりの少ない部署で発生しており、その分析・対処に力を発揮できないからです。また栄養サポートチームについても、管理が必要な患者は病棟にいて、これについて臨床検査技師が検査結果を提示するものの、その後に重要な治療方針の決定や実行は他職種に委ねられてしまいます。これらのチームに参加する臨床検査技師は他に何ができるだろうかと考えながら、しかし、なかなかそれを見出せないジレンマを抱えています。

　臨床検査技師の職能団体として「一般社団法人 日本臨床衛生検査技師会（会員数約 64,000 名）」があります。日本臨床衛生検査技師会（以後、「技師会」という。）では、かねてからこうしたことの相談に乗ったり、勉強会を開催したりしています。チーム医療の運営に関する課題・問題点の明確な解決は困難としても、技師会ではいかに臨床検査技師が病院の業務に入り込んでいけるかを常に模索しており、近頃言われる「医師の働き方改革」についても真摯に取り組んでいることは後述します。技師会は阪神淡路大震災以降、「災害救護」にも取り組みました。かつてはあまり災害救護に携わらず、参加したとしても事務職員と同じ役割で参加するしかない臨床検査技師でしたが、技師会は、臨床検査技師が「臨床検査技師としての役割」を果たせるように環境整備をしてきました。その甲斐あって、今では災害救護の班編成に臨床検査技師が組み込まれ、または臨床検査技師だけでチーム構成される事例も多くなりました。

(2) 日本臨床衛生検査技師会の取り組み

　2007（平成 19）年 12 月に厚生労働省医政局長から「医師及び医療関係職と事務職員等との間等での役割分担の推進について」が発出されました。厚生労働省では、効率的で安心・安全な医療供給体制構築に向けた重要な課題を解決するため「医師の働き方改革に関する検討会」を設置し、長時間労働が常態化している医師の労働環境の改善への取り組みを開始しました。そして 2017（平成 29）年 8 月から 22 回の会合を経て、2018（平成 30）年 3 月に「検討会報告書」が取りまとめられました。さらに 2019（令和元）年 7 月、「医師の働き方改革の推進に関する検討会」が設置され、この報告書の中で「医師の働き方改革を進める中で、さらなるタスク・シフティング（業務の移管）の推進は重要であり、そのために、まずは現行の資格の下での各職種の役割分担をどのようにしていくかについてさらに検討を進めるとともに、従来の役割分担を変えていく制度的対応を検討していくべきである」と指摘しました。厚生労働省はこの報告書を受け、現行制度の下でのタスク・シフティングを最大限推進しつつ、多くの医療専門職種それぞれが自らの能力を活かし、より能動的に対応できる仕組みを整えていくため、関係医療団体等から「医師の働き方改革を進めるためのタスク・シフティングに関するヒアリング」を実施しました。

　技師会はこれらの動向を察知し、2017 年度「会員施設実態調査」、2018 年「医師の働き方改革における タスク・シフティング（業務の移管）についての緊急調査」等を行い、この調査結果並びに関連団体との意見調整のもとに 43 項目の行為（**図表5.18**）を抽出し、厚生労働省が行ったヒアリングでこれを提示しました。

　厚生労働省ではこれらの報告を受け、2019 年 10 月、「医師の働き方改革を進めるためのタスク・シフティング/シェアの推進に関する検討会」を設置し、法改正を含め今後の方向性を示すことになりました。

　技師会は、「これが臨床検査技師の職域拡大の大きな契機となることから、今後、提示した 43 項目の業務移管の効果・重要性を訴えていく」としています。

図表5.18　日本臨床衛生検査技師会からのタスク・シフティング/シェア　提案項目

	1. 検査のための採痰（誘発採痰含む）
	2. 検査のための眼脂等の採取
	3. 検査のための外耳道から耳漏等の採取
	4. 検査のための泌尿器・生殖器からの検体採取
	5. 子宮頸がん検査のための細胞診用の検体採取
✔	6. 持続血糖測定のための穿刺・抜針
	7. 救急現場における末梢静脈路の確保（ヘパリンロック含む）
✔	8. 糖負荷試験のブドウ糖液の投与
✔	9. 尿素呼気試験の尿素錠の投与
✔	10. 脳波検査時の睡眠導入剤の投与
✔	11. 呼吸機能検査（気道可逆性検査）時の気管支拡張剤の投与
✔	12. 眼底検査の散瞳剤の投与
	13. 眼振電図検査における温度刺激検査のための外耳道への温冷水の注入
	14. 造影超音波検査の超音波造影剤の投与（ソナゾイド等）
✔	15. 手術材料の切り出し
✔	16. 生検材料、特殊染色、免疫染色等のスクリーニング（所見の下書きの作成）
	17. 病理医不在で、主治医の指示による病理解剖介助業務
	18. 輸血承諾書の取得
✔	19. 輸血関連検査結果説明
	20. 輸血副作用確認
	21. 輸血実施
✔	22. 胚培養全般、培養室の実務・運営
✔	23. 骨髄像、細胞診、超音波検査等の検査所見の臨床検査技師による単独報告
	24. 口腔内の喀痰等の吸引
	25. 点滴、輸液ポンプ、シリンジポンプの操作・安全管理
	26. 生理検査の際の患者バイタル確認
	27. 救命処置の補助
	28. 上部内視鏡検査の際の前処置
	29. 消化器内視鏡検査・治療の介助（組織採取を含む）
	30. 各種超音波検査
✔	31. 視力測定、眼圧測定（非接触）、視野検査、色覚検査
✔	32. OCT（optical coherence tomography：光干渉断層計）
✔	33. 心臓・血管カテーテル検査・治療に係る検査装置の操作・管理
✔	34. 術中モニタリングに係る電極装着（針電極含む）、検査装置の操作・管理
	35. 肝悪性腫瘍マイクロ波凝固法、肝悪性腫瘍ラジオ波焼却療法に係る機器の操作・管理
✔	36. 持続陽圧呼吸療法における適切な陽圧の設定
	37. 直腸肛門機能検査（肛門内圧検査・直腸バルーン知覚検査）
	38. 経肛門超音波検査
	39. 経膣超音波検査
	40. 筋電図検査の針電極の穿刺（体幹を除く）
✔	41. 血液製剤の洗浄・分割
✔	42. 成分採血装置の運転
✔	43. 血液細胞処理業務

（✔は「臨床検査技師が行為を行った実績がある項目）

(3) タスク・シフティングを行う上で必要なこと

　技師会はこのように 43 項目を挙げましたが、これらがただちに業務移管できると考えているわけではありません。また逆に、この中にはすでに臨床検査技師が行っている業務も含まれています。これもまた、各医療機関の個別事情により対応方法が異なっているのです。各医療機関の個別事情が臨床検査技師の業務範囲にどのように影響しているのか、また、速やかなタスク・シフティングを推進するために何が必要かを考えてみましょう。

1) 法整備

　元々臨床検査技師に許されたのは「検査」や「検査のため・・・」の業務で、多くはそれを「これはできない」ではなく「これはできる」という表現で示されてきました。すなわち、「これはできる」とされた業務以外は「業務制限」となったわけです。そのため、可能な業務と認められた以外は教育されてきませんでした。タスク・シフティングを考慮しなかった時代にあっては、そのことが効率的な教育に寄与していたと言えるかもしれません。

　そんな中、それでも臨床検査技師が行って良いか否かを迷うような事柄については、一部の病院が恐る恐る始め、それを他病院でも始めて、その後になってから法整備が進む、ということがされてきました。今回技師会が提出した 43 項目の中にも、すでに臨床検査技師が行っているが法的裏付けがされていないというものも数多く含まれます。43 項目のうち 19 項目について、すでに臨床検査技師が行っていると答えた医療施設がありました。

　この中には「糖負荷試験のブドウ糖液の投与」のように、技師会として「侵襲性が低いために医師の指示のもとで行えば現行法下でも問題ない」と判断されたものもあります。しかし他方で「眼底検査の散瞳剤の投与」のように、侵襲性は低いが省令で禁止（可能な検査から除外）されたものもあります。この他に、「生検材料、特殊染色、免疫染色等のスクリーニング（所見の下書の作成）」や「輸血関連検査結果説明」のように、臨床検査技師がすでに持つ知識を生かすことで業務を拡張できる項目もあり、これらの項目に法的裏付けが求

められているわけです。この19項目の中には実施施設が少ない項目もありますが、法整備がなされれば実施施設は増えます。このことは、法整備が必須であることを示しています。

　臨床検査技師が「検査」を目的とした資格であることは言うまでもありません。しかしタスク・シフティングを進めるには、「検査」の領域を超えた先の、医師や看護師独自の分野に入り込む必要があります。「医師の働き方改革の推進に関する検討会」の報告書にある、「従来の役割分担を変えていく制度的対応」が求められています。今まで臨床検査技師の仕事は医師への情報提供であったのですが、「泌尿器・生殖器からの検体採取」や「経肛門超音波検査」のようなより侵襲性が高い検査に加えて、「輸血副作用確認」や「輸血実施」のように検査からあまり離れない面での判断・処置、あるいは「悪性腫瘍マイクロ波凝固法、肝悪性腫瘍ラジオ波焼灼療法」等、医師が行う検査・処置の機器操作・管理ができるようになる必要があります。こうしたことで医療チームの一員として尽力する可能性を臨床検査技師が持っており、先に挙げた19項目以外はそういったニーズに応えるものです。

　こうしたこと（タスク・シフティング）が、今までのように綱渡り的に行われた後に法整備されるのではなく、先ず法整備が行われて、臨床検査技師が安心して業務に就けるようにすることが、いま求められている「迅速性」に必要なことなのです。

2）関連学会の承認

　医師が責任を持って患者を診るわけですから、それを補助する臨床検査技師の仕事は、医師からの信頼の上にのみ成り立っています。通常は診断をせず結果を報告するだけの臨床検査技師ですが、50年も前から、細胞検査士には「細胞診断」が認められています。細胞検査士というのは、日本臨床細胞学会が認めた資格（国家資格ではない）で、日本臨床細胞学会が教育を受けた臨床検査技師に細胞検査士試験を課し、合格した者に与える資格です。そしてこれは、医師からその技術を認められることで業務を広げた先進例なのです。

　このように、関連学会から認められる（医師から認められる）ことが必要な

事例が多くあります。それは現在の臨床検査技師の学校教育だけでは足りないことを意味しているかもしれません。しかし専門分野が多岐にわたる臨床検査技師にとってすべてを網羅するのは事実上不可能なので、こうした機会が多くあって、その中から選んで資格を得ていくことが現実的です。**図表5.18**に挙げた43項のうち1、2、3、4、5、7、12、13、14、15、16、17、21、22、31、32、37、38、39、40の20項目は、関連学会の承認が必要と考えられています。

3）技術的教育・訓練

　医師からの信頼を受けるためには、技術的な習熟が必要です。また、そうしたことで法整備が追いつくということもあるかもしれません。例えば「救急現場における末梢静脈路の確保（ヘパリンロック含む。）」はとても象徴的な事柄です。求められているのは、臨床検査技師が採血で行ってきた「静脈穿刺」と基本的には同じです。しかし、採血ならば採血針の先を静脈に少し入れれば目的を達するのに対し、静脈路の確保ではもっと深くまで針を入れなければいけません。それではこの作業は臨床検査技師には無理なのかというと、そうではありません。現状ではこの作業を看護師が行っていますが、看護師にできて臨床検査技師にできないのは、今までそれをしなかった、加えてそれに対する訓練を受けなかった、ということなのです。今後その訓練をすることで技術向上し、看護師と同じようにこの作業に従事することは可能と考えられます。そしてこれが実現すると、厚生労働省の医師の働き方改革を進めるためのタスク・シフト/シェアの推進に関する検討会で提案されている「救急外来における診察前検査」に関連する静脈路確保のみならず、一般病棟においても静脈路の確保ができる可能性を秘めており、タスク・シフティングを進めるために訓練の重要性が問われる事例です。

　ここでいうのは、手先の技術だけではありません。当然ながら、確かな知識を新たに習得する必要があります。難しいのは、「そうした技術や知識を、誰がどうやって与えるか」です。近年、臨床検査技師の行う業務に、咽頭等から（綿棒を使って）検体採取する業務が追加されました。この時は技師会が講習会

を開き、これを受講した者がこの業務を行えることになりました。しかしこのように、少々解剖学的な解説を加えながらの講習会をすれば済むものばかりではありません。知識の習得と技術の習熟の度合いを見ながら、必要な教育をどのようにしていくかはとても大きな課題といえます。この時こそ細胞検査士のように関連学会に育成の機会を作っていただくのもひとつの方法です。しかしこの方法では限られた技師だけが承認の対象になるので、業務の種類により、色々な方法から選ぶ必要がありそうです。

　43 の提案項目のすべてが新たな訓練を必要とするわけではありません。特にすでに臨床検査技師が行っている項目の多くは、現場での簡単なレクチャーで済んでいると思われます。まずはそういった項目からタスク・シフティングを進めるのが効果的です。

4）雇用の確保

　先述のように技師会は厚生労働省のヒアリングで、タスク・シフティングが可能な 43 項目を提案しました。これは技師会として、いかに臨床検査技師が病院の業務に入り込んでいけるかを常に模索している、その一環として行われたものです。言い方を変えると、選択肢を増やすための活動だということです。これは、職能団体として「もっと臨床検査技師を採用してほしい」ということがベースになっています。これを誤解されると、「院内で臨床検査技師が余っている」とか「臨床検査技師は暇だ（まだ余裕がある）」ととられるかもしれませんが、それは全く違います。多くの急性期病院において外来採血を始めていることはすでに書きましたが、そこではそれなりの増員を実現しています。その後入院採血を行うのに障害となったのは、そのためにした増員分をどのように使い切る（遊ばせない）かがうまく解決できなかったからです。そんな時、この選択肢が多くあれば、全体の業務量を増やすことと人員増の組み合わせで解決できると考えられます。

　この最も先進的な考え方は「病棟配置検査技師」です。例えば、入院患者に「検査説明」をさせるとします。検査説明そのものは 5 分か 10 分で終わるでしょう。しかしその需要が常にあるわけではないので、通常は検査室にいる検

図表5.19　臨床検査技師の病棟常駐の実践例

・採血準備、採血
・検体採取と適切な検体処理の説明
・検査結果の確認
・POCT の実施
・ベッドサイドで生理機能検査の実施
・NST、ICT、DM、化学療法、輸血療法などチーム医療へ参加
・患者へ検査結果の説明・血ガス、骨髄採取、生検等ベッドサイドで介助
・輸血療法の説明、輸血後の副作用チェック、輸血後感染症検査の管理
・患者へ受ける検査の説明
・患者状態を確認し異常値等は適宜主治医へ報告
・メディカルスタッフへ検査のアドバイス
・病棟内カンファレンスへ参加
・検査に関する物品管理
・病棟と検査室間の患者送り迎え
・入退院、転室、転棟、転院対応
・その他（長谷川式スケール、ナースコール、面会者、スキャン）

査技師が、そこでの仕事にキリをつけて病棟に赴いて行うことになります。そこでタイムロスが実質の説明時間と同じくらい発生してしまいます。そのため現状のままですと、「それなら看護師が行う方が効率的」となってしまいます。そこで、「臨床検査技師をまとまった時間病棟に配置しよう」という考え方が起き始めています。検査説明だけでなく、他の業務もさせようというものです。一例として、ある医療機関で実際に行われている、病棟配置検査技師の業務内容を示します（**図表5.19**）。

　ただし、臨床検査技師が病棟に常駐するためには、増員が必要になります。そもそも過酷な医師の働き方を改革することが目的ですから、その業務を他職種にシフトしたために、受けた職種が過酷な勤務にさらされるのでは本末転倒です。経営・労務管理者がそれを理解すれば実現が早くなります。しかし、「臨床検査技師の仕事は簡略化して、技師数を減らすのが良い経営」との考え方をされる場合もあるように見受けられます。

図表5.20

医師から臨床検査技師へのタスク・シフティング

医 師	病棟で行う処置 →	看 護 師

（侵襲的検査補助）・実施
解剖
検査所見提示
説明・同意書取得
検査時の薬剤投与
手術材料の切り出し
経肛門・経腟超音波検査
筋電図検査の針電極の穿刺
胚培養全般、培養室の実務・運営
など

（判断・処置）
検体採取
輸血実施
輸血副作用確認
検査のための採痰
口腔内の喀痰等の吸引
検査の際の患者バイタル確認
持続血糖測定のための穿刺・抜針
救急現場における抹消静脈路の確保
など

臨 床 検 査 技 師

　医師の働き方改革は、患者や医師に近いところにいる、現行法でできる業務が多彩である等の理由で、その主軸を看護師が担うことになるでしょう。臨床検査技師は、この看護師の業務をシフトまたはフォローすることで、間接的に医師の働き方改革に貢献することが多くなると思います。医師不足の医療機関においては特に、「医師に残業させるよりは臨床検査技師を雇う方が、労務管理、医療安全、効率、経済の面で得策だ」という考え方に切り替えることが必要です。

(4) 臨床検査技師のスタンス

　外来採血の開始に始まって現在に至るまで、臨床検査技師が常に業務拡張を模索してきたのは述べた通りです。それは、医療従事者としての「やりがい」を求めているということでもあります。したがって、タスク・シフティングを

受け入れることは、臨床検査技師にとって抵抗感の大きいことではありません。

　各医療機関において、臨床検査技師のさらなる業務拡張が可能になる環境が迅速に整備され、医師の働き方改革に貢献できることを、私たち臨床検査技師は望んでいます。

Chapter 6

医師の労務管理の考え方

Chapter6 のポイント

　医師の働き方改革を推進する際に、解決すべき重要なテーマとなる「医師の労務管理」の中で、どこの医療機関でも抱える身近な3つの課題について、その対策へ導く考え方を解説します。

　「医師の宿日直許可基準」は、医療機関に勤務する医師の義務である宿日直が「医療法上の宿日直」であっても「労働基準法上の宿日直」とは限らない、とする解説からアプローチしています。2019（令和元）年7月、厚生労働省・労働基準局長より新たに「医師、看護師等の宿日直許可基準について」の通達があったところですが、労働基準法上の宿日直として認められるかどうかは、その患者数、診療に関わった時間がポイントになります。宿日直勤務が「労働基準法上の宿日直」に当たらないと判断された奈良県（医師・割増賃金）事件（大阪高判平22.11.16）では医師が宿日直勤務時間中に通常業務に従事した時間の割合は4割に近いものであったという証言がありました。このことから、実働時間が拘束時間の4割を超えると「労働基準法上の宿日直」とは認められない可能性が高いと言われています。

　「医師の自己研鑽」は、医師が診療の傍らで自らの知識の習得や技能の向上を図るという大切な側面を持っています。業務終了後、病院でしかで

きない自己研鑽中に患者の容態変化や急病患者の発生等で診療が始まることがあります。このように、医師には診療という本来の業務と自己研鑽が複雑に絡み混在することが多くあります。どこからどこまでが労働時間なのか、純粋な自己研鑽なのか明確に分けることは難しいのです。診療に伴う準備や後処理に不可欠なものも時間外労働に含まれますが、なかにはそれを自己研鑽として扱っている医療機関もあるようです。

　また、医師の働き方改革元年となる 2024（令和6）年度以降、複数の医療機関に勤務する医師については当該医師の申告に基づき、副業・兼業先の労働時間の通算を行った上で、法定外労働時間が時間外上限規制の限度以下になるよう労働時間管理を行うこと、さらに医療法において義務付けられる追加的健康確保措置についても副業・兼業先での労働時間も通算した上で実施しなければなりません。

　「複数医療機関に勤務する医師の労働時間の把握と追加的健康確保措置の取扱い」では、複数医療機関における労働時間を通算することによって生じる割増賃金の取扱いや、現在、厚生労働省において複数医療機関に勤務する医師の追加的健康確保措置の仕組みについて解説します。

6-1　医師の宿日直許可基準

　医療法（昭和 23 年法律第 205 号）第 16 条の規定では、「医業を行う病院の管理者は、病院に医師を宿直させなければならない」と定めています。

　ところが、現在、医療法上義務付けられている宿日直について、すべてが労働基準法上の許可を受け得る宿日直であるとは限らず、実態は逆に医療法上の宿直の中に、労働基準法上の宿日直許可を受け得るものが存在する状況となっています。

　労働基準監督署の立入調査により宿日直許可が取り消された医療機関は、宿日直時間全体を残業時間として取り扱わなければならなくなります。

　医師の働き方改革に関する検討会（以下、「検討会」という。）においても、「現行通達どおりの宿日直許可の運用では医療提供体制の維持は困難であり、別の方法で労働時間をとらえることが必要であり、宿日直許可を得られない場合、実作業時間以外は労働時間とは別扱いとするような現実的な方法が考えられないか。病棟当直の医師に救急対応をさせている病院が多い中、宿日直許可の対象となる軽度の当直医と、救急対応行う医師をダブル配置する必要があるとなると地方病院や医師の少ない病院では人的な負担が大きい。労働基準法の考え方を当てはめるだけではなく、変更していく必要がある。」という構成員の意見がありました。

　こうした課題に関して検討会では、「労働基準法は、労働者の健康で文化的な生活の確保のため、労働時間等について使用者に規制をかけており、使用者は、それを遵守できる事業運営（勤務体制整備を含む。）を行う必要がある。夜間・休日の医療提供体制の維持を理由に、医師について一般則とは異なる時間外労働の上限時間規制を行うという今回の改正法に基づく特例に替えて労働時間規制の特例を設けることは、今回の改正法の趣旨から困難である。」として最終的に結論付けました。

　したがって、夜間・休日の医療提供体制の確保に必要な医師については、宿日直に関する労働時間規制に特例を設けるのではなく、時間外労働の上限時間

数を健康確保に配慮した上で高く設定することで対応しようとするものです。

　また、医師の働き方改革に関する検討会報告書（以下、「報告書」という。）においては、「医師については、医療法（昭和 23 年法律第 205 号）において宿直が義務付けられている等の事情があるが、医師等の当直のうち、断続的な宿直として労働時間等の規制が適用されないものに係る労働基準監督署長の許可基準については、現状を踏まえて実効あるものとする必要がある。具体的には、当該許可基準における夜間に従事する業務の例示等について、現代の医療現場の実態と宿日直許可の趣旨を踏まえて現代化する必要がある。」と記載されています。

　これまで医師の宿日直について労働基準法第 41 条第 3 号の規定に基づく許可を受ける場合には、断続的な宿直勤務の「一般的許可基準」（**図表 6.1**）に加えて、「医師、看護婦等の宿直勤務について」（1949（昭和 24）年 3 月 22 日基発第 352 号）の基準を満たす必要がありました。

　そのため、許可基準の考え方はそのままに、許可対象となる業務の例示を現代の医療の実態を踏まえて現代化することで、宿日直許可の基準を具体的に理解しやすくするために、旧許可基準に替えて新たに「医師、看護師等の宿日直許可基準について」（2019（令和元）年 7 月 1 日基発 0701 第 8 号労働基準局長通達（以下、「宿日直許可に関する通達」という。））が発出されました（巻末資料参照）。

　宿日直許可に関する通達により、**図表 6.2** のように許可基準の業務例示が現代化されましたが、宿日直の許可基準が緩くなったわけではありません。労働基準法上の宿日直と認められるためには、「特殊の措置を必要としない軽度の又は短時間の業務」であることに変わりありません。

　宿日直許可に関する通達により、宿日直許可の判断基準が改めて示されました。宿日直中に、通常の勤務時間と同態様の業務に従事することが稀にあったとしても、一般的にみて、常態としてほとんど労働することがない勤務であり、かつ宿直の場合は、夜間に十分な睡眠がとり得るものであれば宿日直の許

図表 6.1

一般的許可基準
（労働基準法施行規則23条）

（1）勤務の態様
　・常態としてほとんど労働する必要のない勤務
　・原則として、通常の労働の継続は許可しない
（2）宿日直手当
　・1日又は1回につき、宿日直勤務を行う者に支払われる賃金の1日平均額の1／3以上
（3）宿日直の回数
　・宿直については週1回、日直については月1回を限度
（4）その他
　・宿直については、相当の睡眠設備の設置

図表 6.2

現代化された許可基準の業務例示

旧 （昭和24年3月22日基発第352号）	新 （令和元年7月1日基発0701第8号）
(1)通常の勤務時間の拘束から完全に解放された後のものであること。	(1)通常の勤務時間の拘束から完全に解放された後のものであること。 　通常の勤務時間終了後もなお、通常の勤務態様が継続している間は、通常の勤務時間の拘束から解放されたとはいえないことから、その間の勤務については、宿日直の許可の対象とはならないものであること。
(2)夜間に従事する業務は、一般の宿直業務以外に、注病院の定時巡回、異常事態の報告、少数の要意患者の定時検脈、検温等、**特殊の措置を必要としない軽度の、又は短時間の業務に限る**こと。（応急患者の診療又は入院、患者の死亡、出産等があり、昼間と同態様の労働に従事することが常態であるようなものは許可しない。）	(2)宿日直中に従事する業務は、一般の宿日直業務以外には、**特殊の措置を必要としない軽度の又は短時間の業務と限る**こと。 ⬇ ・医師が、少数の要注意患者の状態の変動に対応するため、問診等による診察等（軽度の処置を含む。以下同じ。）や、看護師等に対する指示、確認を行うこと ・医師が、外来患者の来院が通常想定されない休日・夜間（例えば非輪番日であるなど）において、少数の軽症の外来患者や、かかりつけ患者の状態の変動に対応するため、問診等による診察等や、看護師等に対する指示、確認を行うこと

出所：「医師、看護師等の宿日直許可基準について」（基発0701第8号）

　可を取り消す必要はないが、逆に宿日直に対応する医師数と担当する患者数や夜間・休日に来院する急病患者の発生率との関係等からみて、通常の勤務時間

図表 6.3

宿日直許可の判断基準

宿日直の許可を取り消す必要はない

- 宿日直中に、通常の勤務時間と同態様の業務に従事すること（医師が突発的な事故による応急患者の診療又は入院、患者の死亡、出産等に対応すること、又は看護師等が医師にあらかじめ指示された処置を行うこと等）が稀にあったときについては、一般的にみて、常態としてほとんど労働することがない勤務であり、かつ宿直の場合は、夜間に十分な睡眠がとり得るものである限り、宿日直の許可を取り消す必要はないこと。
- 通常の勤務時間と同態様の業務に従事する時間について労働基準法による時間外労働の手続がとられ、割増賃金が支払われるよう取り扱うこと。

宿日直の許可を与えることはできない

- 宿日直に対応する医師等の数について、宿日直の際に担当する患者数との関係又は当該病院等に夜間・休日に来院する急病患者の発生率との関係等からみて、通常の勤務時間と同態様の業務に従事することが常態であると判断されるものについては、宿日直の許可を与えることはできないものであること。

出所：「医師、看護師等の宿日直許可基準について」（基発 0701 第 8 号）

と同態様の業務に従事することが常態であると判断されるものについては、宿日直の許可を与えることはできないとされています（**図表 6.3**）。

　宿日直の限定許可についても、所属診療科、職種、時間帯、業務の種類等を限って与えることができるとされました。従前よりそのような取扱いは可能でしたが、宿日直許可に関する通達により改めて示されました。特に医師の宿日直については、深夜の時間帯のみといった宿日直勤務の仕組みは有効と考えます（**図表 6.4**）。

　これに伴い、労働基準法上の宿日直と認められない場合の対応として、特に深夜帯については一般的に準夜帯に比して診療に従事する時間は短い場合が多いことから、深夜帯のみの宿日直勤務の限定許可申請は運用上合理的であり、許可される可能性は高いと考えられます。

図表 6.4

宿日直の限定許可について

- 宿日直の許可は、一つの病院、診療所等において、**所属診療科、職種、時間帯、業務の種類等を限って与えることができる**ものである。医師以外のみ、**医師について深夜の時間帯のみといった許可**のほか、外来患者の対応業務については許可基準に該当しないが、病棟宿日直業務については許可基準に該当するような場合については、病棟宿日直業務のみに限定して許可を与えることも可能であること。

出所：「医師、看護師等の宿日直許可基準について」（基発 0701 第 8 号）

6-2 「医師の自己研鑽」の労働時間該当性

　報告書には、「医師の診療業務の特殊性として、医師の知識の習得や技能の向上のための研鑽を図る時間が労働時間に該当する場合があるが、医師の使命感からくる研鑽の意欲を削がず、医療の質の維持・向上を図ることができるようにすることが重要である」、「労働時間とは、使用者の指揮命令下に置かれている時間であり、使用者の明示又は黙示の指示により労働者が業務に従事する時間は労働時間に当たるが、医師については、自らの知識の習得や技能の向上を図る研鑽を行う時間が労働時間に該当するのかについて、判然としないという指摘があるため、<u>医師の研鑽の労働時間の取扱いについての考え方と労働に該当しない研鑽を適切に取り扱うための手続を示すことにより、医療機関が医師の労働時間管理を適切に行えるように支援していくことが重要である</u>」と記載されています。

　報告書を受けて、「医師の研鑽に係る労働時間に関する考え方について」（2019 年 7 月 1 日基発 0701 第 9 号労働基準局長通達（以下、「研鑽に関する通達」という。））が発出されました（巻末資料参照）。

　研鑽に関する通達では、医師の研鑽の実態を踏まえ、医師本人及び当該医師の労働時間管理を行う上司が、研鑽のうち労働時間に該当する範囲を明確に認識できるように、研鑽の労働時間該当性に関する基本的な考え方と、労働時間該当性を明確化するための手続等が示されました。その重要ポイントについて解説します。

(1) 所定労働時間内の取扱い

> ・医師が使用者に指示された勤務場所（院内等）において研鑽を行う場合については、当該研鑽に係る時間は、当然に労働時間となる。

(2) 所定労働時間外の取扱い

> ・所定労働時間外に行う医師の研鑽は、診療等の<u>本来業務と直接の関連性</u>

なく、かつ、業務の遂行を指揮命令する<u>職務上の地位にある者（以下、</u>「上司」という。）の明示・黙示の指示によらずに行われる限り、在院して行う場合であっても、一般的に労働時間に該当しない。

・当該研鑽が、<u>上司の明示・黙示の指示</u>により行われるものである場合には、これが所定労働時間外に行われるものであっても、又は診療等の本来業務との直接の関連性なく行われるものであっても、一般的に労働時間に該当するものである。

⇒「本来業務と直接の関連性」及び「上司の明示・黙示の指示」の有無が労働時間該当性を判断するにあたり重要なポイントとなります。

　明示の指示とは、使用者より義務付けられたもの、例えば、社内規則（マニュアル）や口頭もしくは文書による残業命令等です。

　一方、黙示の指示とは、使用者より余儀なくされたもの、例えば、部下に指示した仕事が、客観的にみて正規の時間内ではできないような場合です。

　黙示の指示の考え方について、行政通達では、「使用者の具体的に指示した仕事が、客観的にみて正規の勤務時間内ではなされ得ないと認められる場合の如く、超過勤務の黙示の指示によって法定労働時間を超えて勤務した場合には、時間外労働となる。」（昭 22. 12. 26 基収第 2983 号）と示されています。

研鑽に関する通達では、研鑽の類型が（**図表6.5**）のとおり 3 種類に整理されました。所定労働時間外において行われる研鑽の労働時間該当性に関する基本的な考え方が類型ごとに示されています。

図表 6.5

研鑽の類型

① **一般診療における新たな知識、技能の習得のための学習**
  - ・診療ガイドラインについての勉強
  - ・新しい治療法や新薬についての勉強
  - ・自らが術者等である手術や処置等の予習や振り返り
  - ・シミュレーターを用いた手技の練習等

② **博士の学位を取得するための研究及び論文作成や、専門医を取得するための症例研究や**
  論文作成
  - ・学会や外部の勉強会への参加・発表準備
  - ・院内勉強会への参加・発表準備
  - ・本来業務とは区別された臨床研究に係る診療データの整理・症例報告の作成・論文執筆
  - ・大学院の受験勉強
  - ・専門医の取得や更新に係る症例報告作成・講習会受講等

③ **手技を向上させるための手術の見学**
  - ・手術・処置等の見学の機会の確保や症例経験を蓄積するために、所定労働時間外に見学を行うこと等

出所:「医師の研鑽に係る労働時間に関する考え方について」(基発 0701 第 9 号)

1) 一般診療における新たな知識、技能の習得のための学習

> ・業務上必須ではない行為を、自ら申し出て、上司の明示・黙示による指
>   示なく行う時間は労働時間に該当しない。
> ・ただし、診療の準備又は診療に伴う後処理として不可欠なものは、労働
>   時間に該当する。

⇒例えば、手術や処置後の機材の整備や後片付け等は診療行為ではありません
  が、「診療の準備又は診療に伴う後処理として不可欠なもの」に該当します
  ので、労働時間です。
  　医療機関においては、診療行為のみを労働時間として取り扱っているケー
  スが多く見受けられます。診療行為でなくとも、診療等の本来業務と直接の
  関連性があれば労働時間に該当しますので注意が必要です。

2) 博士の学位を取得するための研究及び論文作成や、専門医を取得するための症例研究や論文作成

> ・上司や先輩である医師から論文作成等を奨励されてはいるが、業務上必須ではない行為を、自ら申し出て、上司の明示・黙示による指示なく行う時間については、労働時間に該当しない。
> ・ただし、研鑽の不実施について就業規則上の制裁等の不利益が課されているため、その実施を余儀なくされている場合や、研鑽が業務上必須である場合、業務上必須でなくとも上司が明示・黙示の指示をして行わせる場合は、当該研鑽が行われる時間については労働時間に該当する。

⇒奨励は拘束力が弱く労働時間に該当しません。ただし、就業規則上の制裁等の不利益が課されれば、拘束力は強くなり労働時間に該当します。

　行政通達においても、「使用者が実施する教育に参加することについて、就業規則上の制裁等の不利益取扱いによる出席の強制がなく自由参加のものであれば、時間外労働にはならない」【昭 26.1.20 基収 2875 号、昭 63.3.14 基発 150 号、婦発 47 号】と示されています。

　「研鑽に関する通達」には、上司や先輩である医師から奨励されている等の事情があっても、自由な意思に基づき研鑽が行われている（労働時間に該当しない）例として以下の事例が示されています。

・勤務先の医療機関が主催する勉強会であるが、自由参加である。
・学会等への参加・発表や論文投稿が勤務先の医療機関に割り当てられているが、医師個人への割当はない。
・研究を本来業務とはしない医師が、院内の臨床データ等を利用し、院内で研究活動を行っているが、当該研究活動は、上司に命じられておらず、自主的に行っている。

3) 手技を向上させるための手術の見学

> ・上司や先輩である医師から奨励されている等の事情があったとしても、業務上必須ではない見学を、自ら申し出て、上司の明示・黙示による指

示なく行う場合、当該見学やそのための待機時間については、労働時間
に該当しない。

・ただし、見学中に診療を行った場合については、当該診療を行った時間
は、労働時間に該当すると考えられ、また、見学中に診療を行うことが
慣習化、常態化している場合については、見学の時間すべてが労働時間
に該当する。

⇒上司や先輩の医師からの奨励があったとしても、業務上必須ではない手術の
見学を、上司の指示なく行う場合の手術の見学等は拘束力が弱く労働時間に
は該当しません。見学中に診療を行うことが慣習化、常態化している場合に
ついては、診療を目的として手術に参加したと考えられることから見学の時
間すべてが労働時間に該当するという整理がされています。

　まとめると、**図表6.6**のとおりとなります。労働時間に該当するか否か
は、業務との関連性が強いかどうかが判断のポイントです。業務上必須であ
れば労働時間に該当します。

　一方、業務上必須でなくとも上司の明示・黙示による指示、または就業上
の制裁等がある場合には労働時間に該当します。

図表6.6

労働時間の考え方

	業務との関連性	拘束力
労働時間に該当する	✓ 業務上必須	✓ 上司の指示 ✓ 就業上の制裁
労働時間に該当しない	✓ 業務上必須ではない	✓ 自由な意思 ✓ 奨励

(3) 研鑽の労働時間該当性を明確化するための手続

> ・医師の研鑽については、業務との関連性、制裁等の不利益の有無、上司
> 　の指示の範囲を明確化する手続を講ずること。
> 　　例えば、医師が労働に該当しない研鑽を行う場合には、医師自らがそ
> 　の旨を上司に申し出ることとし、当該申出を受けた上司は、当該申出を
> 　した医師との間において、当該申出のあった研鑽に関し、以下のような
> 　確認を行うことが考えられる。
> ・本来業務及び本来業務に不可欠な準備・後処理のいずれにも該当しない
> 　こと。
> ・当該研鑽を行わないことについて制裁等の不利益はないこと。
> ・上司として当該研鑽を行うよう指示しておらず、かつ、当該研鑽を開始
> 　する時点において本来業務及び本来業務に不可欠な準備・後処理は終了
> 　しており、本人はそれらの業務から離れてよいこと。

⇒医師の研鑽について、業務との関連性、制裁等の不利益の有無、上司の指示
　の範囲を明確化する手続を講ずることが必要とされています。その手続の方
　法が、「医師等の宿日直許可基準及び医師の研鑽に係る労働時間に関する考
　え方についての運用に当たっての留意事項について」（基監発 0701 第 1 号）
　（**図表 6.7**）にて具体的に示されています（巻末資料参照）。
　　労働に該当しない研鑽を行うための手続が例示されていますが、なぜ、こ
　のような手続が必要なのでしょうか。
　　医師以外の職種の場合は、残業終了時刻と退社時刻間に大きな乖離はあり
　ませんが、医師の場合は大きく乖離しているケースが多いのです。その原因
　は研鑽や待機時間にあります。研鑽は、病院の中にある貴重な情報から得ら
　れるものが多いからこそ「研鑽」のために病院に残っている医師が多いので
　す。
　　そのために、「労働」と労働に該当しない「研鑽」との境界線を明確にす
　るというのが 1 つ目の理由です。2 つ目は、研鑽のために自主的に院内に

図表 6.7

医師の研鑽に係る手続について

- 上司は、業務との関連性を判断するに当たって、初期研修医、後期研修医、それ以降の医師といった職階の違い等の当該医師の経験、担当する外来業務や入院患者等に係る診療の状況、当該医療機関が当該医師に求める医療提供の水準等を踏まえ、現在の業務上必須かどうかを対象医師ごとに個別に判断するものであること。

- 手続は、労働に該当しない研鑽を行おうとする医師が、当該研鑽の内容について月間の研鑽計画をあらかじめ作成し、上司の承認を得ておき、日々の管理は通常の残業申請と一体的に、当該計画に基づいた研鑽を行うために在院する旨を申請する形で行うことも考えられること。

- 手続は、労働に該当しない研鑽を行おうとする医師が、当該研鑽のために在院する旨の申し出を、一旦事務職が担当者として受け入れて、上司の確認を得ることとすることも考えられること。

出所：「医師等の宿日直許可基準及び医師の研鑽に係る労働時間に関する考え方についての運用に当たっての留意事項について」（基監発 0701 第 1 号）

残っている医師であっても、自分のために残っているのだからいつまで残っていてもよいとはなりません。事業主側（病院側）には職員に対する管理責任があるのです。

　したがって、「医師の研鑽に係る手続」として、「労働に該当しない研鑽を行おうとする医師が、当該研鑽の内容について月間の研鑽計画をあらかじめ作成し、上司の承認を得ておき、日々の管理は通常の残業申請と一体的に、当該計画に基づいた研鑽を行うために在院する旨を申請する形で行うことも考えられる」と例示されており、在院時間の管理についても求められていると言えます。

（4）研鑽の労働時間該当性を明確化するための環境の整備

　医師は、病院に滞在する時間が長く、労働といわれる部分と研鑽という部分がモザイク状に存在していることから、どこからどこまでが仕事かわかりにくいと言われています。業務終了後、病棟で労働時間に該当しない研鑽を行っている最中に、担当医が不在なため、担当ではない患者への対応についての相談

図表6.8

研鑽の労働時間該当性を明確化するために必要な措置

➤労働に該当しない研鑽を行うために在院する医師について、

- 診療体制には含めず、突発的な必要性が生じた場合を除き、診療等の通常業務への従事を指示しないこと。
- 院内に勤務場所とは別に、労働に該当しない研鑽を行う場所を設けること。
- 白衣を着用せずに行うこと等により、通常勤務ではないことが外形的に明確に見分けられる措置を講ずること。
- 手術・処置の見学等、場所や服装が限定されるためにこのような対応が困難な場合は、当該研鑽を行う医師が診療体制に含まれていないことについて明確化しておくこと。

出所：「医師の研鑽に係る労働時間に関する考え方について」（基発0701第9号）

を看護師等から受けることもあります。

　そのような場合は、研鑽の妨げとなることから診療体制に含まれていないことが周りの職員から明確に把握できるよう、労働時間に該当しない研鑽を行うための場所を特定したり、研鑽をしていることが外形的にわかるような仕組みの構築が求められています（**図表6.8**）。

　「研鑽に関する通達」には、研鑽を行う医師本人のみではなく、以下のように他の職種も含めて院内職員へ周知することが望ましいとされています。

・医療機関ごとに、研鑽に対する考え方、労働に該当しない研鑽を行うために所定労働時間外に在院する場合の手続、労働に該当しない研鑽を行う場合には診療体制に含めない等の取扱いを明確化し、書面等に示す。

・書面等に示したことを院内職員に周知する。

・研鑽を行う医師の上司のみではなく、所定労働時間外に研鑽を行うことが考えられる医師本人に対してもその内容を周知し、必要な手続の履行を確保する。

・診療体制に含めない取扱いを担保するため、医師のみではなく、当該医療機関における他の職種も含めて、当該取扱い等を周知する。

6-3 複数医療機関に勤務する医師の労働時間の把握と追加的健康確保措置の取扱い

(1) 複数医療機関に勤務する医師の労働時間管理について

　2020（令和 2）年 9 月 1 日に、厚生労働省は「副業・兼業の促進に関するガイドライン」（以下、「ガイドライン」という。）を改定し、これと併せて、「副業・兼業の場合における労働時間管理に係る労働基準法第 38 条第 1 項の解釈等について」（2020 年 9 月 1 日基発 0901 第 3 号）の通達を発出しました。

　自己申告等により副業・兼業先の労働時間を把握し、通算して労働時間に関する規定が適用されます。勤務医についても当然適用されることから医療機関、地域の医療提供体制への影響が心配です。

　医師の働き方改革の推進に関する検討会（以下、「検討会」という。）では、「今まで副業・兼業を前提として医療提供体制が構築されてきたため、一定のルールを適用することで、相当な制限になるのではないか」、「派遣医師の引揚げや医師の確保のための紹介業者への支払いの増加、病院勤務医の減少等の声が病院から挙がっている」という意見があり、検討会で議論された結果、「医師の派遣を通じて、地域の医療提供体制を確保するために必要な役割を担う医療機関」については、地域医療確保暫定特例水準の中に連携 B 水準を設けて、指定し適用することになりました。

　地域医療支援を行うために医師を他の医療機関へ派遣している場合や、副業・兼業が許可制・届出制の場合等、医療機関において雇用する医師が副業・兼業を行っていることを把握している場合は、医師の自己申告等により、労働時間数の見込みや実績について「主たる勤務先の医療機関」が把握することになります。許可制・届出制でない場合でも、本人からの自己申告を促し、申告に基づき把握した、副業・兼業先の労働時間を通算して管理（労働基準法第 38 条第 1 項※ 1 の規定）する必要があります。

　その上で、副業・兼業を行う医師の使用者は、当該医師の「自院での労働時間」について自院での 36 協定により定めた時間を超えないようにする義務が

図表6.9

通算した法定外労働時間が上限時間を超えない！

1か月間の法定外労働時間		1年間の法定外労働時間	
A病院	B病院	A病院	B病院
○○時間	△△時間	○○○○時間	△△△△時間

A病院およびB病院における法定外労働時間が、上限時間を超えない！

時間外労働の上限時間 （休日労働を含む）	
単月100時間未満（例外あり）	年960時間以下（A水準） 年1860時間以下（B・連携B・C水準）

あるほか、「自院での労働時間」と当該医師の自己申告等により把握した「副業・兼業先での労働時間」も通算した上で、時間外・休日労働の上限を超えないようにする義務があります（**図表6.9**）。

※1：労働基準法第38条第1項

　　　労働時間は、事業場を異にする場合においても、労働時間に関する規定の適用に基づいて通算する。

(2) 複数医療機関に勤務する医師の労働時間管理の仕組み

　検討会では、医師の副業・兼業を、「主たる勤務先からの派遣によるもの（主に大学病院を想定）」と「医師個人の希望に基づくもの」として整理し、複数医療機関に勤務する医師の労働時間管理手法の例を以下のように示しています。

・「主たる勤務先からの派遣によるもの」・・・主たる勤務先は派遣先における勤務を含めて、時間外・休日労働の上限、連続勤務時間制限、勤務間インターバルを遵守できるようなシフトを組むとともに、主たる勤務先・派遣

図表6.10

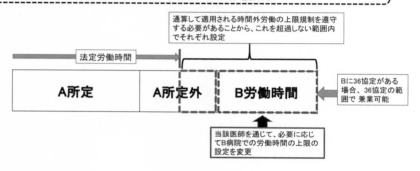

管理モデルの枠組み

A病院に所定外労働があることを前提とするモデル（A・Bで所定外労働が発生しうる場合に、互いの影響を受けないようあらかじめ枠を設定）

通算して適用される時間外労働の上限規制を遵守する必要があることから、これを超過しない範囲内でそれぞれ設定

法定労働時間

| A所定 | A所定外 | B労働時間 |

Bに36協定がある場合、36協定の範囲で兼業可能

当該医師を通じて、必要に応じてB病院での労働時間の上限の設定を変更

先・個人の希望に基づく副業・兼業先でのそれぞれの労働時間の上限（通算して時間外・休日労働の上限規制の範囲内）を医師との話合い等により設定しておく。

・「医師個人の希望に基づくもの」・・・上記のシフト・上限を前提に連続勤務時間制限、勤務間インターバルを遵守できるように副業・兼業先の勤務予定を入れ、自己申告する。

（突発的な業務が発生することは想定されることから、あらかじめ時間外労働の上限規制の範囲内で遵守できるよう、ゆとりを持った時間設定をすることが必要。）

主たる勤務先及び副業・兼業先でのそれぞれの労働時間の上限を設定して管理することは合理的であり、ガイドラインにおいても、労働時間の申告や通算管理等における労使双方の手続上の負担を軽減し、労働基準法に定める最低労働条件が遵守されやすくなる簡便な労働時間管理の方法（以下、「管理モデル」という。）の導入が推奨されています（**図表6.10**）。管理モデルを医療機関に導入することを考えてみましょう。

まず、A病院における1か月の法定外労働時間とB病院における1か月の労働時間とを合計した時間数が単月○○○時間未満となる範囲内において、各々

の医療機関における労働時間の上限をそれぞれ設定し、各々の医療機関がその範囲内で医師を労働させることを前提とする一定の管理モデルを当該医師と話し合い決めておきます。

　A病院は自院における法定外労働時間について、同様にB病院も自院における労働時間について、それぞれ割増賃金を支払います。これにより、A病院及びB病院は、副業・兼業の開始後においては、それぞれあらかじめ設定した労働時間の範囲内で労働させる限り、法を遵守することが可能となります。

　管理モデル導入後に、A病院において導入時に設定した労働時間の上限を変更する必要が生じた場合には、あらかじめ当該医師を通じてB病院に通知し、必要に応じてB病院において設定した労働時間の上限を変更することで対応します。

　管理モデルを導入した医療機関が、あらかじめ設定した労働時間の範囲を逸脱して労働させたことによって、時間外労働の上限規制を超える等の法に抵触した状態が発生した場合には、逸脱して労働させた当該医療機関が、労働時間通算に関する法違反を問われ得ることになります。

(3) 複数医療機関に勤務する医師から確認する事項

　複数医療機関に勤務する医師（一部を除く。）を使用する医療機関は、就業規則、労働契約等において副業・兼業に関する必要な事項を定めた上で届出制とし、医師からの申告等により、副業・兼業の有無・内容を確認します。

　既に雇用している医師が、新たに副業・兼業を開始する際の届出や、新たに医師を雇用する際、当該医師からの副業・兼業の届出が考えられます。

　厚生労働省のモデル就業規則（**図表6.11**）には、職員の副業・兼業を認める場合、労務提供上の支障や企業秘密の漏洩がないか、長時間労働を招くものとなっていないか等を確認するため、届出を行うことを規定しています。

　その際、副業・兼業先の事業の内容、当該職員が従事する業務内容、労働時間通算の対象となるか否かの確認が必要です。

　労働時間通算の対象となる場合には、副業・兼業先との労働契約の締結日や期間、副業・兼業先における所定労働日、所定労働時間、始業・終業時刻、所

図表 6.11

モデル就業規則（副業・兼業）

第68条　労働者は、勤務時間外において、他の会社等の業務に従事することができる。

2 労働者は、前項の業務に従事するにあたっては、事前に、会社に所定の届出を行うものとする。

3 第1項の業務に従事することにより、次の各号のいずれかに該当する場合には、会社は、これを禁止又は制限することができる。

① 労務提供上の支障がある場合

② 企業秘密が漏洩する場合

③ 会社の名誉や信用を損なう行為や、信頼関係を破壊する行為がある場合

④ 競業により、企業の利益を害する場合

出所：モデル就業規則（平成31年3月）

図表 6.12

職員から確認する事項

【副業・兼業の内容として確認する事項】

• 他の使用者の事業場の事業内容

• 他の使用者の事業場で労働者が従事する業務内容

• 労働時間通算の対象となるか否かの確認

【労働時間通算の対象となる場合には、次の事項について確認し、合意しておくことが望ましい】

• 他の使用者との労働契約の締結日、期間

• 他の使用者の事業場での所定労働日、所定労働時間、始業・終業時刻

• 他の使用者の事業場での所定外労働の有無、見込み時間数、最大時間数

• 他の使用者の事業場における実労働時間等の報告の手続

• これらの事項について確認を行う頻度

出所：副業・兼業の促進に関するガイドライン

定外労働の有無及び見込み時間数、最大時間数、さらに実労働時間等の報告の手続や確認の頻度等についても決めておくことも必要でしょう（**図表6.12**）。

　では、副業・兼業先での実労働時間はどのくらいの頻度で把握することが適切でしょうか。ガイドラインでは、「他の使用者の事業場における実労働時間

は、労働基準法を遵守するために把握する必要があるが、把握の方法として
は、必ずしも日々把握する必要はなく、労働基準法を遵守するために必要な頻
度で把握すれば足りる」とされています。

　医師については、副業・兼業先で突発的な業務の発生等により予定していた
時間より長く勤務してしまった場合には、適切な面接指導の実施、代償休息の
付与等が必要であることから、随時、自己申告することが原則です。

　ただし、「医師の働き方改革の推進に関する検討会中間とりまとめ」では、
以下の場合については、翌月に1か月分まとめて自己申告を行ってもよいとし
ています。

　あらかじめ設定した上限の範囲内で労働している場合であって、
・（B・連携B・C水準適用で毎月面接指導が組み込まれている医師については）代
　償休息が発生しない場合
・それ以外の医師については、代償休息が発生しない、かつ、月の時間外・休
　日労働が100時間以上になるおそれがない場合

(4) 複数医療機関に勤務する場合の追加的健康確保措置の取扱い

　追加的健康確保措置については、医師の健康・医療の質の確保の観点から新
たに医療法に規定することとされていますが、時間外労働の上限規制と同様、
複数医療機関に勤務する場合もその履行が担保されるような取扱いとする必要
があります。そのため、各医療機関の管理者は、複数医療機関に勤務する医師
に対しては、当該医師の自己申告等により把握した副業・兼業先での労働時間
も通算した上で、追加的健康確保措置を実施する必要があります。

1) 面接指導・就業上の措置の管理方法について
（「医師の働き方改革の推進に関する検討会中間とりまとめ」より一部抜粋）
・医師本人による報告等により1つの医療機関における面接指導結果が副業・
　兼業先にも共有され、当該面接指導結果に基づいた就業上の措置をそれぞれ
　の医療機関が実施する場合（連携して実施する場合含む。）には、面接指導を

図表6.13

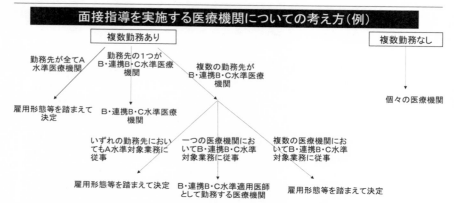

出所：第6回　医師の働き方改革の推進に関する検討会　資料一部改変

　1つの医療機関において実施してもよいものとする。

・面接指導を実施する医療機関は、医師と医療機関との相談の上決定するが、確実な実施を図るため、複数医療機関に勤務する医師に関する追加的健康確保措置の実施に係る考え方を整理する（勤務先医療機関の適用水準《B・連携B・C水準》や常勤・非常勤といった雇用形態に応じて決定すること等）（**図表6.13**）。

2) 連続勤務時間制限・勤務間インターバル・代償休息の管理方法について
　　　（「医師の働き方改革の推進に関する検討会中間とりまとめ」より一部抜粋）

・連続勤務時間制限・勤務間インターバルは、医師の自己申告等により把握した副業・兼業先の労働も含めて、事前にこれらを遵守できるシフトを組むことにより対応する。

・連続勤務時間制限・勤務間インターバルを遵守できない場合（例えば、1つの医療機関における勤務間インターバル中に、他の医療機関における突発的な診療に従事した場合）には、医師の健康を確保するため、代償休息を義務付ける。

・副業・兼業先も含めた、連続勤務時間制限・勤務間インターバルの遵守状況

については、医師本人が管理を行った上で、医療機関に対して報告すること
とする。

・医療機関は、医師からの報告をもとに、未消化の代償休息がある場合には、
翌月末までに付与できるようシフトを組み直す等の対応を行う。

・報告の頻度は、医療機関内で決定することとするが、代償休息は翌月末まで
に付与しなければならないため、最低月に一度の報告とする。

・どちらの医療機関で代償休息を取得させるかについては、常勤・非常勤と
いった雇用形態も踏まえ、原則、各医療機関間で調整する。

Chapter 7

「医師の労務管理」の課題は何か

Chapter7 のポイント

　医療機関でよくあるいくつかのケーススタディを集約しました。今回、このテキストで特別に公開することになりました。いわゆるこのテキストの「肝」になっています。社会保険労務士の皆さんの顧問先の医療機関で、病院長から本編のケーススタディのような相談を受けたらどう対応しますか。

　宿日直に関するケーススタディにあるように、例えば、宿日直体制から変形労働時間制へ移行すれば業務は減らず、給与のみ減ることもあるでしょう。手取りの減少に医師（特に若手医師）が納得するでしょうか。宿日直の多くを担っているのは後期研修医を中心とした若手医師です。

　現在、医師不足の状況です。多くの医療機関では、ある程度診療を任せられる若手医師の確保に躍起になっています。そのような状況の中で、時間外労働時間のカウントを減らすだけでは医師不足に拍車をかけることにもなりかねません。医師の業務軽減が可能となる仕組みを構築する必要があるのです。

7-1　ケーススタディ（医師の宿日直編）

ケーススタディ①

　A 病院は東京都にある 700 床を有する急性期病院です。救命救急センターの指定を受けています。常勤医師数は 180 名で、そのうち初期研修医は 15 名、後期研修医 15 名が在籍しています。

　A 病院の平日時間外には平均約 10 名の救急搬送患者、約 20 名のウォークイン患者が来院されます。A 病院の宿直医は集中治療科（ICU）1 名、循環器科 1 名、救急科 4 名、内科系 1 名、外科系 1 名、小児科 2 名（うち 1 名は NICU）、産婦人科 1 名、整形外科 1 名、麻酔科 1 名です。

　内科系、外科系は医長から部長までの中堅・ベテラン医師が中心、救急科は初期研修医（ウォークイン患者対応）と各診療科の後期研修医（救急搬送患者対応）、その他の宿直は後期研修医から医長までの若手・中堅医師が中心に担っています。

　また、緊急性がある重篤な患者が搬送される等、宿直医が対応できない場合は、診療科のオンコール当番の専門医が対応します。

　宿直の翌日は医療安全や健康管理のため、午前から勤務が免除されている診療科がある一方、内科の医師は完全主治医制のため、担当の入院患者さんの検査や状態の急変等により、翌日も通常勤務を強いられています。

　宿直の開始時刻は、17：30、終了時刻は翌朝 9：00 とされています。

　処遇については、宿直手当として 8,000 円を支給し、さらに宿直 1 回当たり 5 時間程度の時間外労働があるとみなして、5 時間分の時間外手当を宿直医全員に支給していました（**図表7.1**）。

　しかし、平成 19 年に労働基準監督署の立入調査があり、労働基準監督官から、「通達や判例によると、急性期病院の医師の宿直は忙しくて熟睡すること等全くできないと言われていますが、こちらの病院ではどうでしょうか。宿直中の実労働時間の確認をさせてください」と言われまし

た。

　そこで、各診療科の当直日誌を見せたところ、「宿直中の実労働時間の記載がないですね。これでは実労働時間が把握できません。実労働時間がわかるデータを見せてください」とデータの提出が求められました。

　仕方なく、1か月間毎日、宿直医から実労働の開始時刻と終了時刻のデータを提出してもらい調査をしました。その結果、内科系、外科系の宿直は1回当たり、平均1時間未満しか実労働がないことがわかりました。それに対して、宿直1回当たりの実労働時間数の平均が5時間を上回っているのは、NICUと救急科の宿直医でした。

　特に救急科の宿直医の実労働時間は宿直1回当たり10時間を超えていました。労働基準監督官から、「宿直中に5時間を超えて働いている人がいるのに、超えた実労働時間に対して割増賃金が支払われていないのは労働基準法37条※1違反です。是正勧告をいたします。また、救急科の宿直は労働基準法41条※2による宿日直として認められません」と指導を受けました。

　救急科の宿直は労働基準法41条の宿日直として認められなかったため、救急科についてのみ17：30〜9：00までの宿直の拘束時間全体（休憩1時間を除く14時間30分）を労働時間とカウントして時間外手当を支給するよう改めました。

　つぎに、救急科以外の宿直について現行の時間外手当の支給方法を見直し、実労働時間に対する時間外手当（以下、「実働時間外手当」という。）を支給する方法に切り替えるよう検討しました。

　そうすると、NICUを除く宿直は、宿直1回当たりの実労働時間が5時間未満であるため、実働時間外手当に切り替えた場合、時間外手当が減り宿直医は不利益を被ってしまいます。

　苦肉の策として、時間外手当が減らないように一律に17：30から22：30までの拘束時間に対して時間外手当（以下、「拘束時間外手当」という。）を支払い、労働基準監督署への届出による宿直開始時刻は22：30からと変更した上で、22：30以降の実働時間外手当を併せて支給するよう改め

ることにしました（**図表7.2**）。

※1：労働基準法第37条

　　時間外、深夜（原則として午後10時〜午前5時）に労働させた場合には2割5分以上、法定休日に労働させた場合には3割5分以上の割増賃金を支払わなければならない。

※2：労働基準法第41条

　　労働時間、休憩及び休日、年少者及び妊産婦等で定める労働時間、休憩及び休日に関する規定は、次の各号の一に該当する労働者については適用しない。

　　一　農業（林業を除く）又は水産・畜産業に掲げる事業に従事する者

　　二　事業の種類にかかわらず監督若しくは管理の地位にある者又は機密の事務を取り扱う者

　　三　監視又は断続的労働に従事する者で、使用者が行政官庁の許可を受けたもの

図表7.1

A病院の宿直体制と立入調査前の支給方法

	スタッフ数	主なスタッフ	1か月間の1名あたり宿直回数の平均	宿直1回あたりの支給方法
集中治療室(ICU)	1名	後期研修医〜医長まで	4回〜5回	
循環器科	1名	後期研修医〜医長まで	4回〜5回	
救急科	4名	初期研修医2名 後期研修医2名	6回〜7回 4回〜5回	
内科系	1名	医長〜部長まで	1回〜2回	
外科系	1名	医長〜部長まで	1回〜2回	宿直手当8000円＋5時間分の時間外手当（みなし労働時間）
小児科	1名	後期研修医〜医長まで	6回〜7回	
小児科(NICU)	1名	後期研修医〜医長まで	6回〜7回	
産婦人科	1名	後期研修医〜医長まで	4回〜5回	
整形外科	1名	後期研修医〜医長まで	4回〜5回	
麻酔科	1名	後期研修医〜医長まで	4回〜5回	

図表 7.2

立入調査後の支給方法

	宿直手当	拘束時間外手当の対象	実働時間外手当の対象
集中治療室(ICU)	8,000円	5時間(17:30〜22:30)	22:30〜9:00までの実働時間
循環器科	8,000円	5時間(17:30〜22:30)	22:30〜9:00までの実働時間
救急科	－	**14.5時間(17:30〜9:00)**	－
内科系	8,000円	5時間(17:30〜22:30)	22:30〜9:00までの実働時間
外科系	8,000円	5時間(17:30〜22:30)	22:30〜9:00までの実働時間
小児科	8,000円	5時間(17:30〜22:30)	22:30〜9:00までの実働時間
小児科(NICU)	8,000円	5時間(17:30〜22:30)	22:30〜9:00までの実働時間
産婦人科	8,000円	5時間(17:30〜22:30)	22:30〜9:00までの実働時間
整形外科	8,000円	5時間(17:30〜22:30)	22:30〜9:00までの実働時間
麻酔科	8,000円	5時間(17:30〜22:30)	22:30〜9:00までの実働時間

ケーススタディ①の解説

　我が国の 65 歳以上の高齢者人口は、1950（昭和 25）年には総人口の 5％に満たない程度でしたが、1970（昭和 45）年に 7％を超え、さらに、1994（平成 6）年には 14％を超えました。この頃から本格的に日本は高齢社会に突入することとなり、平成 6 年度以降、急激に救急搬送件数が増えています（**図表 7.3**）。

　救急医療を行う医療機関では救急患者の受入増加により、夜間や休日においても、医師は通常業務と同様の労働を余儀なくされるケースが増えてきました。

　厚生労働省は、このような状況を踏まえて、都道府県労働局長に対して 2002（平成 14）年に「医療機関における休日及び夜間勤務の適正化について」（平 14. 3. 19 基発第 0319007 号）の通達を発出しました。

　通達では、「宿日直勤務において突発的に行われる通常の労働に対して割増賃金を支払っていない」、「宿日直回数が許可時の条件を上回っている」、「宿日直勤務において救急医療が頻繁に行われ、宿日直勤務として対応することが適

図表 7.3

救急出動件数及び搬送人員の推移

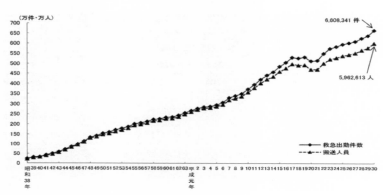

出所：総務省　消防庁令和元年版　救急救助の現況

切でない状況であるにもかかわらず、労働基準法第 36 条協定の締結・届出も
行わず、割増賃金を支払うことなく労働させていることもある」といった状況
を問題視しました。

　そこで、こうした問題に対して、宿日直勤務に係る許可を行った医療機関等
を対象として、休日及び夜間勤務について、その労働実態を把握し、労働基準
法第 41 条に基づく断続的労働である宿日直勤務（以下、「労基法上の宿日直」と
いう。）として取り扱うことが適切であるかについて所轄労働基準監督署が確
認を行い、問題が認められる場合には、宿日直勤務に係る許可基準に定められ
た事項の履行確保を図ること、または宿日直勤務に係る許可の取消しを行うこ
とにより、その適正化を図ることとしました。

　続いて、奈良県（医師・割増賃金）事件（大阪高判平 22. 11. 16）では、「当直
中の不活動時間において、労働者が実作業に従事していないというだけでは、
使用者の指揮命令下から離脱しているということはできず、当該時間に労働者
が労働から離れることを保証されていて初めて、労働者が使用者の指揮命令下
に置かれていないものと評価することができると解されている」と判示し、宿

日直勤務時間の全体にわたって、病院の指揮命令下に置かれていたと判断されました。従前に労働基準監督署から宿日直許可を受けていましたが、実態が許可時の限度を超えた運用になっていたことから、「労基法上の宿日直」とは認められず、不活動仮眠時間についても休憩時間ではなく労働時間（手待ち時間）であると判断されたのです。

　このように救急医療提供を行う医療機関においては、宿日直の許可を受けていても、労働密度が高い宿日直に対しては厳しい司法判断や行政指導が行われていました。

　救命救急センターの指定がされている医療機関においても、救急科の専門医が充足している医療機関は数少なく、多くの医療機関では各診療科の若手医師（多くは後期研修医）をローテーションで救急科に配属しています。

　各診療科の若手医師は、所属の診療科の宿日直についても担っていることが多く、宿日直業務に係る若手医師の勤務時間は必然的に長くなります。

　図表7.4では、20代、30代の医師の勤務時間が長く、**図表7.5**でも救急科、臨床研修医の勤務時間が長いのはその理由です。

　また、宿直の翌日は、医療安全や健康管理の観点から業務を免除している医療機関も多くあります。

　ただし、診療科の特性により、例えば内科等は多くの場合、主治医制ですので、担当の入院患者の検査等が翌日に入っていれば帰宅することはできません。主治医制、チーム制といった病棟対応の体制により、宿直翌日の対応も異なるのです。

　ケーススタディ①は、2002（平成14）年の通達により労働基準監督署が急性期病院に対する行政指導を強化し始めた頃の事例です。当時は長時間労働の削減に向けた取組の徹底が図られていなかったため、「労基法上の宿日直とは認められないから、拘束時間全体に対して時間外手当を支払え」という指導がほとんどでした。

　A病院のように、厳密な労働時間管理を行うことにより時間外手当が減ってしまわないよう、拘束時間に対して実働の有無にかかわらず時間外手当で調整するような方法もそれほど問題にならなかったのです。また、我が国の社会保

202

図表7.4

年代別、男女別の週当たり勤務時間60時間以上の病院常勤医師の割合

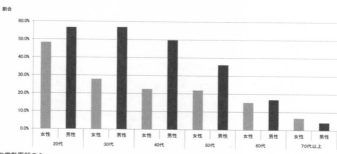

※病院勤務の常勤医師のみ
※診療時間：外来診療、入院診療、在宅診療に従事した時間。診療外時間：教育、研究・自己研修、会議・管理業務等に従事した時間。待機時間：当直の時間（通常の勤務時間とは別に、院内に待機して応急患者に対して診療等の対応を行う時間。実際に患者に対して診療等の対応を行った時間は診療時間にあたる。）のうち診療時間及び診療外時間以外の時間。勤務時間：診療時間、診療外時間、待機時間の合計（オンコールの待機時間は勤務時間から除外した。オンコールは、通常の勤務時間とは別に、院外に待機して応急患者に対して診療等の対応を行うこと）。
※「医師の勤務実態及び働き方の意向等に関する調査」（平成28年度厚生労働科学特別研究「医師の勤務実態及び働き方の意向等に関する調査研究」研究班）結果を基に医政局医事課で作成

出所：第2回医師の働き方改革に関する検討会　資料

図表7.5

週当たり勤務時間60時間以上の病院常勤医師の診療科別割合

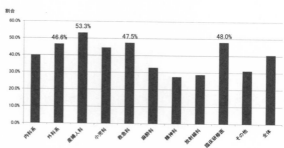

※病院勤務の常勤医師のみ
※診療時間：外来診療、入院診療、在宅診療に従事した時間。診療外時間：教育、研究・自己研修、会議・管理業務等に従事した時間。待機時間：当直の時間（通常の勤務時間とは別に、院内に待機して応急患者に対して診療等の対応を行う時間。実際に患者に対して診療等の対応を行った時間は診療時間にあたる。）のうち診療時間及び診療外時間以外の時間。勤務時間：診療時間、診療外時間、待機時間の合計（オンコールの待機時間は勤務時間から除外した。オンコールは、通常の勤務時間とは別に、院外に待機して応急患者に対して診療等の対応を行うこと）。
※「医師の勤務実態及び働き方の意向等に関する調査」（平成28年度厚生労働科学特別研究「医師の勤務実態及び働き方の意向等に関する調査研究」研究班）結果を基に医政局医事課で作成

出所：第2回医師の働き方改革に関する検討会　資料

障の財源も逼迫した状態ではなく、診療報酬に期待することができた時代でしたので、そのような対応を行っても経営状態が悪化するには至らなかったのです。

　しかし、そんなことを続けているとケーススタディ②の状態になってしまいます。

ケーススタディ②

　あれから10年が経ちました。A病院では支給方法を切り替えたことにより、結果的に医師の時間外労働時間（以下、「時間外」という。）が増えてしまいました。宿直の都度発生する17：30〜22：30までの5時間の拘束の時間外と宿直中の実働の時間外、さらに通常業務の延長による時間外もありますので、合計すると、年間で1,200時間を超えている医師が常時5名前後いるのです（A病院の特別条項の上限は800時間）。また、過労死ラインと言われている年間960時間を超えている医師は常時20名以上います。

　これらは、特に宿直回数が多い若手医師です。救急科の宿直は「労基法上の宿日直」として認められなかったことから、拘束時間全体（休憩時間を除く）を労働時間とカウントしていることや、2名の宿直医で対応している小児科の宿直回数が多いことも若手医師の時間外が増加している大きな要因となっています。

　このような医師の宿直に伴う時間外手当が、病院の経営を圧迫している1つの要因でもあると、事務長は言っています。

　院長は労働基準監督署の立入調査が入った際には、特別条項の上限を超えていることが必ず指摘されるだろうと心配しています。

　事務長は医師の時間外を減らす方策について、知合いのコンサルタントに相談しました。

　コンサルタントは、「救急科以外の宿直については、17：30〜22：30の拘束時間外手当の支給を止めて宿直の開始時刻を17：30に戻し、17：30以降の実働時間外手当を支給する方法に切り替えることが一番ですね。そ

うすれば時間外も減るし、時間外手当の削減にもなるでしょう」と提案しました。

　院長は、コンサルタントの提案を経営会議で幹部に話したところ、救急部長から大反対されました。

　救急部長は、「支給方法の切替えにより時間外手当が減り、給与が大幅に下がります。試算では、1名当たり100万円～200万円年収が下がります。仕事が楽になるわけではないのに給料だけ下がるのは文句が出ますよ。救急医師の不足により、各診療科の後期研修医には各診療科の宿直の他に、忙しい救急科の宿直もお願いしているのです。また、外科では手術等の医療行為以外の時間外申請は部長にカットされているようで若手医師は文句を言っています。これを機に労働基準監督署に駆け込むかもしれませんよ。また、給与が大きく減ったら後期研修医はうちの病院に来ませんよ」と発言しました。救急部長は時間外手当の削減に対する若手医師の反応に心配のようです。

　院長は、「後期研修医の救急業務の負担を減らすのであれば、手の空いている診療科の宿直医が救急を手伝って負担を減らすようにしてはどうか」と強い口調で言われました。「そうはいっても医師の専任要件※3があって、施設基準上、現場を離れることができない宿直医もいるのです。各診療科の宿直には専任要件がありませんが、後期研修医が上級医の宿直医に診療の応援をお願いしにくいのです」と救急部長は困ったような表情で院長に答えました。

　院長は時間外が減っても医師の給与が減らないよう事務長に相談しましたが、事務長は、「本部の給与規則で職員の俸給は決まっているので無理です。また、医師の時間外手当が病院の収支を圧迫する1つの要因にもなっています。拘束時間中に働いていなくても時間外手当を支給しているのはおかしいし、宿直翌日に業務を免除できるという取扱いも就業規則にはありませんよ。働いていない時間まで給与を支払っているのは給与規則違反です」と経営管理の立場で原則論を主張しました。

　院長は何か良い解決策はないものかと、再度コンサルタントに相談しま

した。コンサルタントは、「宿直手当が現在 8,000 円ですがこれを値上げします。また、17：30〜22：30 までの 5 時間分の拘束時間外手当を廃止して実働時間外手当に切り替えます。時間外手当が減る分を宿直手当の値上げで補うのです。医師の時間外単価は平均約 5,000 円なので、5 時間の拘束で 25,000 円程になります。宿直手当を 8,000 円に 25,000 円を加えた 33,000 円に値上げするのはどうでしょうか。そうすると給与は下がらないし時間外も減ります。拘束時間外手当に代えて宿直手当を増額して支給するのです（**図表 7.6**）」と提案しました。

　拘束時間外手当を止めることで時間外を減らし、手当が減った分を宿直手当の増額で補おうという考え方のようです。

　この提案に対して事務長は、「でも、17：30 から 22：30 までは拘束時間外手当として人事課が処理しているので、その時間帯、宿直医は時間外の申請をしていません。だから、その時間帯に宿直医が何時間働いているのか、それとも働いていないのか確認できていません。外科の宿直医がこの時間帯に手術をやっているという話も聞きます。もし、この時間帯に働いていたらダブルで支給することになり、さらに人件費が増えてしまいます。一度宿直手当を値上げしたらもう値下げはできないですよ」とこの案には反対のようです。病院の支出がさらに増えることを心配しているのです。

　院長は「他の解決策はあるのか？」とコンサルタントに尋ねました。

　「1 か月単位の変形労働時間制※ 4 を導入したらどうでしょうか。宿直の翌日の業務が午前から免除されているケースを前提にお話します。当院の 1 日の所定労働時間は、7 時間 30 分です。宿直が始まる 17：30 から 8 時間 30 分後（途中休憩時間 1 時間含む）の 2：00 までを 1 勤務扱いとして宿直日の所定労働時間を 7.5 時間（1 勤務分）から 15 時間（2 勤務分）へ変更します。現在は宿直翌日の労働を免除しているに過ぎませんが翌日を「休み」とします。そうすると、宿直の拘束時間は 2：00〜9：00 までと短くなります。1 回の宿直に対して、33,000 円の宿直手当と、2：00〜9：00 の間の実働時間外手当を支給するとしてはどうでしょうか（**図表 7.7**）」と

コンサルタントは変形労働時間制の導入を提案しました。

　事務長は、「変形労働時間制を導入した方が、病院の持出しは少ないですね」と、この案に反対ではないようです。

　しかし、院長は、「翌日、受持患者さんの検査や外来の診療等のために帰宅できない診療科の医師には別途、時間外手当を支給しなくてはいけないだろう。変形労働時間制を導入しても、結局は時間外が減らない診療科もあるということだ。また、その診療科から医師の増員を要望されることにもなりかねない。変形労働時間制の導入は、原則、翌日に午前から必ず業務を免除できる診療科に限定しなくてはいけないということだ。ただし、院内で統一した運用をしないと各診療科から文句が出ることも考えられる。仕方がない。労働基準監督署から是正勧告を受けたら特別条項の上限を引き上げる等してひとまず様子を見ることにしましょう」と言われて、結局、何も進まず宿日直問題はしばらく棚上げされました。

※３：医師の専任要件

　　　診療報酬では、救命救急入院料等の算定の要件として、専任の医師が、午前０時より午後12時までの間常に救命救急治療室内に勤務していることが求められている（ただし、平成30年診療報酬改定において、患者の治療室への入退室等に際して、看護師と連携をとって治療室内の患者の治療に支障がない体制を確保している場合は、一時的に離れても差し支えないと一部緩和されている。）。

※４：１か月単位の変形労働時間制

　　　１か月以内の一定期間を平均して、週間の労働時間が法定労働時間以下であれば、特定された週又は日において法定労働時間を超えて労働させることができる制度。

ケーススタディ②の解説

　ケーススタディ①とケーススタディ②の時代背景は大きく異なります。ケーススタディ②は、「医師の働き方改革」がスタートした現在の事例です。

　ケーススタディ①では、どちらかというと「医師の健康管理」というより

図表 7.6

宿直手当変更（案）

	立入調査前	立入調査後	コンサルタントの案
宿直手当	8,000円	8,000円	33,000円
みなし労働時間	5時間 （17：30〜9：00）		
拘束時間外手当		5時間 （17：30〜22：30）	
実働時間外手当		実働時間 （22：30〜9：00）	実働時間 （17：30〜9：00）

図表 7.7

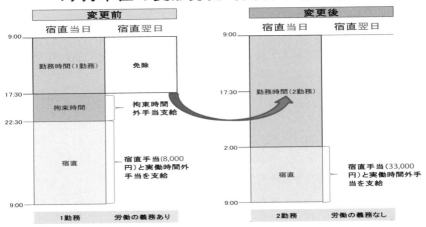

1ヶ月単位の変形労働時間制の導入（案）

「割増賃金の未払い」に対する行政指導が中心でしたが、ケーススタディ②では、「割増賃金の未払い」はもちろん「医師の健康管理」にも重点が置かれています。

　2024年の医師の時間外労働の上限規制適用後は、ケーススタディ①のように収入減に対する医師の不満を抑えるために、時間外手当で調整するというような対応は不可能になります。そもそも、時間外手当は給与の調整機能として使うものではありません。実労働時間に対して支払われるものです。

　そのあたりの考え方がきちんとしないと、医師の実労働時間を削減しても時間外は削減できないということになります。医師不足の医療機関においては、病院長の舵取りが大変になることは間違いありません。

　若手医師にとっては、これまで先輩たちには宿直手当の他に一定の拘束時間に対する時間外手当が支給されていたのに、宿日直制度が変更され変形労働時間制が導入されたことにともない、自分たちから時間外手当が減ってしまうのはおかしいと考えるかもしれません。A病院では医師の収入の減少に対して、宿直手当を増やす等の調整も考えました。

　医師の収入減を補うような配慮も考えなければいけないと思いますが、真っ先に行うべきことは、「医師の働き方改革」の目的を全職員へ伝えることだと私は思います。

　ある急性期病院で「医師の働き方改革」の講演をさせていただく機会がありました。その病院の院長先生は、職員のすべてに聞かせたいと言われて、出席できない医師のために私の講演の録画をされていました。

　私の普段の講演の対象は、マネジメント側の病院幹部職員向けの内容であるため、マネジメントを受ける側の若手医師に聴かせてよいのか迷いもありましたが、院長先生が「職員全員が共通の理解をすることが必要だ」と言われたことを覚えています。そのとおりだと思いました。

　例えば、変形労働時間制を導入するのは、自分たちの時間外手当を減らすためだと若手医師は思うかもしれません。そうではないのだということを職員全員に理解してもうことから働き方改革推進のスタートを切るべきでしょう。

　ケーススタディ②の課題に対する具体的な対応方法のポイントですが、まず行わなければならないのは時間外の確認です。負担が大きいのは通常の診療時間か、それとも宿日直中の診療時間か、また診療外時間なのか、それらを個人

図表7.8

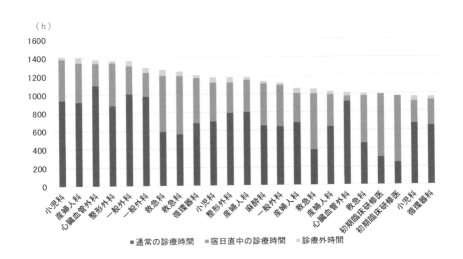

A 病院の医師の時間外労働（年間 960 時間超の内訳）

別や診療科別に調査してはどうでしょうか（**図表7.8**）。

　その結果、宿日直を集約化する、複数主治医制を導入する、タスク・シフティングを特に推進するというような対応が診療科別にできるのではないでしょうか。

　また、院内でも診療科ごとに医師は偏在しているし、診療内容が異なるため一律的な運用でなくともかまわないと思います。内科だけが宿直の翌日、業務を免除できない状態であれば内科医師のタスク・シフティングを特に推進すれば良いでしょう。すべての診療科がタスク・シフティングを一斉にスタートするのではなく、特に長時間労働を余儀なくされている診療科からタスク・シフティングを進めてもよいのではないかと考えます。

7-2　ケーススタディ（個人医師編）

ケーススタディ③（A医師の場合）

　私は、2年目の初期研修医です。現在、外科にローテートしています。急性期病院なので夜間、休日に度々緊急手術があります。病院の近くに研修医のマンションを病院が一括して借り上げてくれて、そこで生活しています。なぜかというと、緊急手術の準備等でしばしば呼ばれるからです。

　つい先日も、<u>外科部長から電話があり、緊急手術のため器材の準備をするように指示を受けました。</u>術者が病院に駆けつけるまでに手術の準備をしなければならないのです。術者が来て手術が始まれば、私の仕事は終わり自宅に帰ります。

　しかし、その器材の準備時間は診療行為ではないという理由で、時間外として認められていません（時間外手当が支給されない）。確かに患者さんへの診療行為ではありませんが、直接、上司の指示を受けているので時間外として認めるべきと思うのですが。

　そのことを外科の後期研修医の先生に相談したところ、「外科は午前・午後と2本の手術を行っていて午後の手術が就業時間外に及ぶこともよくあるけど、時間外が認められるのは手術が終了するまで。助手の僕たちがやっている手術器材の片付け等は時間外として認められていないよ」と言われました。

　また、こんなこともあります。私たちは救急外来の宿直を行っていますが、翌日の<u>日勤者へ引継ぎを行う必要があり、逆に日勤者は宿直の私たちへ引継ぎを行いますが、この引継ぎやミーティングのための時間が特に設けられているわけではなく、サービス残業になっています。この引継ぎ以外にも、重傷の救急患者が運び込まれ、宿直の勤務時間を超えて勤務することがありますが同様にサービス残業です。</u>

　時間外の対象となる業務を病院側で勝手に決めるのはおかしいのではな

いかと、いつも同僚と話をしています。

　平成 16 年 4 月よりスタートした新医師臨床研修制度が整う前は、研修医は奨学金として安価な給与が支給されるのみだったので、私たちは金銭的に恵まれていると上席の医師からいつも言われています。

　でも、病棟の師長さんは、「ユニフォームの着替え時間だって労働時間だよ。本当は時間外手当を支払わなくてはいけないんだよ」と言っていました。

ケーススタディ④（B 医師の場合）

　私は内科の 10 年目の医師です。今年度、大学病院から異動してきました。これまで時間外の取扱いについて特に考えたことはなく、給与の手取金額が毎月変わらなければ気にすることはありませんでした。でも、研修医の A 君から時間外の相談を受けて、あらためて労働時間管理について考えてみると理解できないことが色々あるのです。

　私は、週に 2 日間外来診療を担当しています。外来診療は始業時刻の朝 9 時からスタートします。病棟には私が主治医になっている何人かの入院患者がいるのですが、外来診療日は外来診療が終了する夕刻まで病棟へ行くことがなかなかできません。入院患者に何かあれば病棟から外来へ電話があります。

　そのようなことから、入院患者の状態が心配なため、始業時刻より 1 時間前に出勤して病棟の回診をしています。しかし、始業前の時間外申請は認められていません。

　また、当科は主治医制ですが、主治医の手が離せないとき等、どうしても対応できない場合は主治医以外の医師が代わって診療を行うことがあります。しかし、それらにかかる時間についても時間外申請はできないことになっています。

　昔は、時間外の対象となる業務が文書に明確に記載されていました。でも、それを誰かが持ち出して労働基準監督署に持ち込むと問題になる可能

性があることから、現在は文書としては残されていません。

　これまで 10 年近く医師として 3 か所の病院で働いてきました。私たちにとっては、病院側が時間外の対象となる業務を定め、その範囲内で時間外手当を支給するのが普通だと思っていました。私たちは病院にいる時間がとても長いのです。患者さんのご家族へのインフォームド・コンセント（病状説明等）は終業時刻後になってしまうし、担当患者の中に要注意患者がいる場合は、遅くまで病院に残っています。だから、それらの手待ち時間までも時間外となるのはおかしいとも思っています。

　Ａ君がいうことは理解できないわけではありませんが、私たちは医師ですので一般の職員と同じ労働時間管理はできないのではないでしょうか。

　当科のＣ先生は金曜日の午後に診療支援で他院へ行かれます。

　また、終業時刻後にも他院で宿直を行っています。だから、時間外労働の上限規制といっても当院だけの労働時間管理でよいのか、アルバイト先の医療機関の労働時間までも当院で管理する必要があるのか。もし、アルバイト先の労働時間の管理も必要となるとすごく大変で、そんなこと実際にできるのだろうかと思います。

ケーススタディ③・④の解説

　どのような行為が労働時間に当たるのかについて考えてみましょう。労働基準法上の労働時間であるか否かについて、最高裁が判断を示した事件で有名なものに「三菱重工業長崎造船所事件（最一小判平 12.3.9）」があります。同判決が出るまでは、労働時間は、当事者の約定によらず客観的に定まるという「客観説」と実作業時間は、客観的に判断すべきだが周辺時間については当事者の合意によって決せられるという「二分説」も有力でした。同判決では「客観説」が採用され、以後、判決から 20 年ほど経った現在でも、労働時間に該当するか否かを判断するための最も有力な基準であり、労働時間の大原則として確立されたのです。

　どのような職種であっても、労働者であればこの大原則が労働時間概念とな

ります。

　医療機関においても、医師を始め看護師等の医療職や事務職等すべての職種
の労働者の基準となっています。

三菱重工業長崎造船所事件（最一小判平 12.3.9）

【事件の判旨】

　労働時間に該当するか否かは、労働者の行為が「使用者の指揮命令
下」に置かれたものと評価することができるか否かにより客観的に定ま
るものである。労働者が、就業を命じられた業務の準備行為を事業所内
においておこなうことを「使用者から義務付けられ、またはこれを余儀
なくされたとき」は、特段の事情がなく、社会通念上必要と認められる
限り、労働基準法上の労働時間に該当する。

　同事件では、始業時刻前の多くの準備行為、幾多の段階が介在する休息や帰
り仕度にかかる時間が労働時間に該当するか否かについて争われました。

　判旨のポイントは、「労働時間」とは、使用者の指揮命令下に置かれたもの
であり、それは、「使用者から義務付けられ、またはこれを余儀なくされたと
き」を指しているところです。

　同事件では、「作業服のほか、保護具、工具等の着脱まで義務付けられてい
た」、「保護具の装着を所定の更衣室において行うものと社内規則で定められて
いた」、「所定の更衣室での保護具の脱着を怠ると、懲戒処分、就業拒否、成績
考課による賃金減収等の不利益があった」、「午前の始業時刻前に散水すること
を義務付けられていた」という強い拘束力があったため、これらの行為が労働
基準法上の労働時間として判断されたのです。単に着替え時間等が労働時間と
して認定されたわけではありません。

　ケーススタディ③は、上司から手術器材の準備等、具体的な業務の指示を受

けています。使用者から「義務付けられたとき」に該当しますので、診療時間でなくとも労働基準法上の労働時間です。

　引継ぎや、重傷の救急患者が運び込まれ、その対応のための居残りは「余儀なくされたとき」に該当しますので、同様に労働基準法上の労働時間です。

　ケーススタディ④のように、始業開始前の病棟回診や担当以外の患者の診療は時間外として認めない等、労使間で時間外手当の対象となる業務を定めるような運用は認められません。我が国では、前述のとおり客観説により「労働時間は当事者の約定によらず客観的に定まる」とされていますので、周辺時間については当事者の合意によって決せられるという「二分説」の考え方で運用することはできないのです。

　患者さんのご家族へのインフォームド・コンセント（病状説明等）は終業時刻後になってしまうという状況はどこの病院でもよく見受けられます。最近では、医師の労働環境の改善に伴い、入院時に患者さんやそのご家族に対し、「緊急の場合を除き、主治医の対応ができかねる場合があること」、「診療等に関する説明は、診療時間内、若しくは医師の指定する時間に合わせてほしいこと」等について協力をお願いしている医療機関も多くあります。

　また、副業・兼業の取扱いですが、複数医療機関に勤務する医師（労働基準法の対象とならない場合を除く。）を使用する医療機関はそれぞれ、自らの医療機関における労働時間と他の医療機関における労働時間とを通算して管理しなければなりません。

　2024年度以降は、通算した労働時間が時間外労働の上限規制内に収まるよう調整する必要があります。各々における労働時間は、当該医師が自己申告することになります。ただし、申告漏れや虚偽申告があっても、事業主（医療機関側）の責任は問われません。労働時間の管理は、当該医師自身もしっかり行うことが求められます（「6-3　複数医療機関に勤務する医師の労働時間の把握と追加的健康確保措置の取扱い」参照）。

7-3 ケーススタディ（医師の業務委託編）

ケーススタディ⑤

A病院は、X県にある病床数150床、診療科12科、従業員数220名の医療法人です。ここ数年、慢性的な常勤医不足のため、大学病院から非常勤医師等の支援により各科の診療や宿日直に対応している状況です。

A病院では、院内に健診センターが併設されて、年間約1万人の人間ドック、健康診断等を行っており、健診事業の売上は病院全体の大きな割合を占めています。健診センターの医師数は、常勤医師が2名、非常勤医師が15名配置されており、非常勤医師には、大学病院からの招聘医師やフリーランスの医師が混在しています。

昨年4月から同センターには、やり手なセンター長が就任したこともあり、受診者数の増加とともに、昨年度の収益は対前年度比120%でした。

しかし、今年度はコロナ禍の影響により政府の緊急事態宣言（4月7日）を受けて、A病院では、やむなくドック・健診を一時休止することになりました。

事務方が電話で非常勤医師へ「政府による緊急事態宣言を受けて、当院のドック・健診が一時休止することになりました」と伝えたところ、C医師（週1日勤務）から「その間の補償はどうなるのか？ 面倒見てくれるのか？ 休業補償をしてもらわないと困る。他の病院では、休業補償をしてくれているところもある。休業補償をしてくれないなら他の病院を探す。それでも良いか？」とまくし立てる勢いで迫ってきました。

非常勤医師が労働者であれば労働基準法による休業補償も適用される場合もありますが、そもそも訴えてきた非常勤医師とは、個人事業主扱いの業務委託契約を締結しており、A病院とは雇用関係にないため休業補償は行いませんでした。

A病院は、医師の確保と新型コロナウイルスの第二波、第三波も予想

> されることから、Ｃ医師をはじめとする非常勤医師との契約内容の見直しについて検討することになりました。
>
> 　Ｃ医師との業務委託契約は適切だったのでしょうか。契約内容等を考慮すると、本来は雇用契約を締結すべきだったのでしょうか。

ケーススタディ⑤の解説

　厚生労働省では、新型コロナウイルス感染症の影響に伴う特例措置として、雇用調整助成金制度が実施されました（**図表7.9**）。雇用調整助成金は、「新型コロナウイルス感染症の影響」により、「事業活動の縮小」を余儀なくされた場合に、従業員の雇用維持を図るため、「労使間の協定」に基づき、「雇用調整（休業）」を実施する事業主に対して、休業手当※5等の一部を助成するものです。

　そもそも業務委託契約のＣ医師は、この対象ではありませんので、雇用調整助成金制度の活用はできません。

　Ａ病院のように、非常勤医師と業務委託契約を締結している医療機関は、当該医師の業務が業務委託として適切なのか、本来は直接雇用すべきではないのか、一度見直す必要があるように思われます。

　何故かというと、副業・兼業を行う労働者の労働時間は通算されるからです。複数の医療機関に勤める医師の労働時間についても同様に通算されるのが原則です。

　医師については、2024年度以降、時間外労働の上限規制が一般則とは別に設けられ、長時間勤務が可能な仕組みとなります。労働安全衛生法とは別に、医療法で追加的健康確保措置が義務付けられます。業務委託契約の場合は、労働時間の通算はされませんので、医師と業務委託契約をしている医療機関には厳しいチェックが入ることが予想されます。本来、雇用契約すべき医師と業務委託契約を締結していた場合は要注意です。脱法行為となる可能性があります。

　要するに、それは労働基準法上の労働者と判断されるかどうかがポイントになります。

図表 7.9

新型コロナウイルス感染症について（厚生労働省ホームページより）

【新型コロナウイルスに関する Q&A（企業の方向け）】

4　労働者を休ませる場合の措置（休業手当、特別休暇など）

＜休業させる場合の留意点＞

問 1 新型コロナウイルスに関連して労働者を休業させる場合、どのようなことに
　　気をつければよいのでしょうか。

　⇒　新型コロナウイルスに関連して労働者を休業させる場合、休業期間中の賃
　　金の取り扱いについては、労使で十分に話し合っていただき、労使が協力し
　　て、労働者が安心し休むことができる体制を整えていただくようお願いしま
　　す。

　　　休業期間中の賃金の支払いの必要性の有無などについては、個別事案ごと
　　に諸事情を総合的に勘案するべきですが、労働基準法第 26 条では、使用者の
　　責に帰すべき事由による休業の場合には、使用者は、休業期間中の休業手当
　　（平均賃金の 100 分の 60 以上）を支払わなければならないとされています。

　　また、労働基準法においては、平均賃金の 100 分の 60 までを支払うことが義
　　務付けられていますが、労働者がより安心して休むことができるよう、就業
　　規則等により各企業において、100 分の 60 を超えて（例えば 100 分の 100）
　　支払うことを定めていただくことが望ましいものです。なお、休業手当を支
　　払った場合、支給要件に合致すれば、雇用調整助成金の支給対象になります。

　　※不可抗力による休業の場合は、使用者の責に帰すべき事由に当たらず、使
　　　用者に休業手当の支払義務はありません。ここでいう不可抗力とは、①そ
　　　の原因が事業の外部より発生した事故であること、②事業主が通常の経営
　　　者として最大の注意を尽くしてもなお避けることのできない事故であるこ
　　　との 2 つの要件を満たすものでなければならないと解されています。例え
　　　ば、自宅勤務等の方法により労働者を業務に従事させることが可能な場合
　　　において、これを十分検討するなど休業の回避について通常使用者として
　　　行うべき最善の努力を尽くしていないと認められた場合には、「使用者の責
　　　に帰すべき事由による休業」に該当する場合があり、休業手当の支払いが
　　　必要となることがあります。

　労働基準法では「労働者」を「職業の種類を問わず、事業又は事務所に使用される者で、賃金を支払われる者」と定義しています（同法 9 条）。「労働者」に該当するか否かは、当事者間の契約名称や形式にかかわらず、その実態として、使用従属関係の下での労務の提供が行われていると評価できるか否かにより判断すべきであるとされていますので、「請負」、「委任」により労務を提供するものであっても使用従属関係が認められる場合には労働者に該当します。

　労働者性の判断基準として、具体的には業務の内容、遂行方法について使用者の指揮命令を受けているか、仕事の依頼・指示等に諾否の自由があるか、時間的・場所的拘束があるか、報酬の性格が使用者の指揮監督下に一定時間労務を提供していることに対する対価と評価できるか等、総合的に考慮して判断されます。

　例えば、担当業務の進め方等について病院から具体的な指示を受けている、他の職員と同様に定時に病院へ出勤することを強制している、業務の成果に対して報酬が発生するのではなく、一定時間の労働とそれに対する報酬額が決められているというような場合は、使用従属関係にあたり労働者性が強くなります。**図表** 7.10 の契約内容について、使用従属関係が認められるか否かがポイントです。

　また、他の医療機関への従事が事実上制約されている場合についても、病院への専属性が強いとして、労働者性が認められる大きな要素となります。

　ケーススタディのように、診療業務を医師に業務委託している医療機関も少なからずあると思いますが、本来は業務委託契約ではなく、雇用契約が適切な場合もあるのではないでしょうか。

　医師の業務委託契約の見直しは、2024 年度までに解決しておかなければならない重要な課題です。

※5：休業手当

　　労働基準法第 26 条　使用者の責に帰すべき事由による休業の場合においては、使用者は休業期間中当該労働者に、その平均賃金の 100 分の 60 以上の手当を支払わなければならない。

図表7.10　C医師と締結した業務委託契約書

業務委託契約書

　A病院（以下「甲」という。）と医師△△△△（以下「乙」という。）は、A病院におけるドック・健診の受診にあたり、次のとおり業務委託契約を締結する。

（勤務形態）
第1条　乙は、週○日（原則として、○・○・○曜日の午前○時から午後○時までの○時間勤務）A病院におけるドック・健診の受診にあたり、次条に定める業務を行うものとする。
（業務内容）
第2条　乙の行う業務は、次号に掲げるとおりとする。
　（1）ドック、健診の受診者の診察、結果説明、結果作成
　（2）ドック、健診の受診者の内視鏡検査、読影
（報酬額）
第3条　甲は、乙に対し報酬として日額○○○○○円を支払うものとする。
（契約期間）
第4条　本契約は、○○年○月から○か年とし、双方から別段の意思表示がない場合は、更に○年自動延長するものとする。
（その他）
第5条　本契約に定めのない事項、または本契約に関して疑義が生じたとき、あるいは本契約の条項につきその内容を改定する必要が生じたときについては、その都度甲、乙協議のうえ定めるものとする。

　上記契約を証するため、本書2通を作成し、甲、乙記名押印のうえ各自1通を保有する。
　　　年　　月　　日
　　　　　　　　　甲　住所
　　　　　　　　　氏名　　○○医療法人A病院　　　　　　　㊞

　　　　　　　　　乙　住所
　　　　　　　　　　氏名　　　△　△　　△　△　　　　　㊞

7-4 ケーススタディ（新専門医制度を活用した医師の確保）

　従来の学会主導による専門医制度は、専門医資格の認定基準が明確ではなく一般にはわかりにくい制度でしたが、2018年4月に発足した新専門医制度下では中立的な第三者機関である「日本専門医機構」によって、専門医資格の認定基準の統一が図られました。

　新専門医制度には医師の地域偏在の解消を同時に解決するという、人材育成と直接関係のないような命題も盛り込まれています。

　しかし、新専門医制度導入により、医師が都市部の大学病院等に集中し、逆に地方の医師不足が加速するおそれがあるのではないかという慎重論があったため、予定より1年遅れて新専門医制度は導入されました。次のケーススタディは、ある医療機関が新専門医制度による専門研修プログラムを整備した事例です。

(1) A病院における新専門医制度の導入に関する課題

　A病院はZ県にある700床を有する急性期病院です。診療科目30科、医師は215名で、そのうち初期研修医は39名です。A病院では従前より初期研修医の確保には力を入れており、臨床研修センターを発足して、初期研修プログラムの管理から、実習・見学の学生の受入れ、研修医採用活動まで、研修医に関わる事項全般を一元的に管理してきました。

　今後は、初期研修医だけではなく、優秀な後期研修医の確保に力を注ぎたいと考えています。

　なぜならば、2年間の初期研修が終了した医師は、基本的診療能力を身に付けており、専門医としての研修を行うと同時に、即戦力として救急外来等の一般診察を任せることができるからです。

　これまでは、初期研修医を多く採用し、後期研修医として引き続き雇用することで、後期研修医を確保してきました。しかし、この新たな専門医制度導入によりこれまで通り後期研修医（新専門医制度導入後は「専攻医」と呼ぶ）を確

保できるかどうかは未知数です。

　新制度導入を機に、A院の初期研修医の継続雇用に加え、他の医療機関で初期研修を終えた優秀な医師を不足している診療科の専攻医として確保したいのです。

　そのためには、専門医を目指す医師にとって魅力的な専門研修プログラムの設計が必要です。

　魅力ある専門研修プログラムを設計するための課題は次の3つです。

① 　当院が基幹施設として整備できるプログラムは何本あるか？

② 　他の医療機関が手掛けていない魅力的なプログラムはできないか？

③ 　連携施設へ異動した際に生じる不利益の是正（処遇の確保）はできないか？

(2) A病院で検討した専門研修プログラムの内容

1) 当院が基幹施設として整備できるプログラムは何本あるか？

　専門医の養成は「日本専門医機構」に認定された養成プログラムに基づき、基幹施設と地域の協力病院等（診療所を含む。）が病院群を構成して実施します。初期研修医は基幹施設に研修申込みを行うため、基幹施設には多くの専攻医が集まります。しかし、市中の医療機関が基幹施設として病院群を形成しようとしても、症例数や指導医数等一定の要件があるため、大学病院本院のような大きな医療機関でない限り、それらの要件を満たすことは困難です。したがって、必然的に大学病院中心に病院群が形成されるケースが多いのが現状です。

　また、市中の医療機関を基幹施設としたプログラムが認められたとしても、完全に大学病院から独立して運用することは難しく、大学病院を連携施設として加える必要があります。

　A病院の臨床研修センターでは、すべての診療科に基幹施設を希望するか確認を行いました。当初は6診療科が意向を示していましたが、関連の大学病院との調整の結果、最終的に内科、外科、麻酔科のみとなりました。これら基幹施設の要件を満たす診療科以外は、大学病院の連携施設として登録しました。

2) 他の医療機関が手掛けていない魅力的なプログラムはできないか？

　専攻医確保に向けて、専門研修の採用イベントに出展し初期研修医との接触を図る機会を増やしています。採用イベントの初年度は、手探りではありましたが、一定程度の初期研修医と接触することができました。その際、「総合診療専門研修プログラム」の有無について多く聞かれました。

　かねてより、病院長が「総合診療専門研修プログラム」（**図表7.11**）の立ち上げには強い関心を示していたため、少しずつ情報を収集していましたが、初期研修医からの需要があることがわかり、2019年4月から当該プログラムを開始できるよう準備を進めました。

　「総合診療専門医」の創設は新専門研修制度の中でも、特に注目されています。他の18の基本領域は、基本的に各診療科専門学会が整備指針を策定しているのに対し、「総合診療専門医」のみ日本専門医機構が整備基準を策定しています。これは、総合診療に関する学会が、日本プライマリ・ケア連合学会（プライマリケア学会、日本家庭医療学会、日本総合診療医学会が2010年に統合）や日本総合診療医学会等、複数存在しているためではないかと推察されます。また、大学に医局が少ないことも要因かもしれません。

　以下は、実際の「総合診療専門研修プログラム」の専攻医数です。全国で、専攻医数全体の2%以上が希望し、一定程度需要があることがわかります。

総合診療専門医数（全国）

	総専攻医数	総合診療医	割合
2018年	8,410人	184人	2.2%
2019年	8,615人	179人	2.1%
2020年	9,082人	222人	2.4%

→ 2%強の志望者が全国に存在

　「総合診療専門研修プログラム」は、大学医局の関与が少ないため、病院独自の医師確保を目指すことができるというメリットがあります。

　また、救急外来のウォークイン対応は、これまで各診療科の若手医師が交代で担ってきましたが、総合診療科の専攻医を確保し、救急外来の業務の多くを任せることができれば、他の診療科の若手医師の負担軽減が期待できます。

図表 7.11

「総合診療専門研修プログラム」の概要

1. 総合診療専門医とは

   総合診療専門医は、患者の特定臓器に着目するのではなく、

   地域に住むあらゆる年齢、性別の患者の健康問題に向き合って治療を行う。

2. 総合診療専門研修プログラム

   1）総合診療専門研修

   　　総合診療専門研修Ⅰ（診療所や小規模病院における研修）：6 か月以上

   　　総合診療専門研修Ⅱ（病院総合診療部門における研修）：6 か月以上

   　　　Ⅰ とⅡ で合計 18 か月以上必要

   2）領域別研修

   　　内科：6 か月

   　　小児科：3 か月

   　　救急科：3 か月

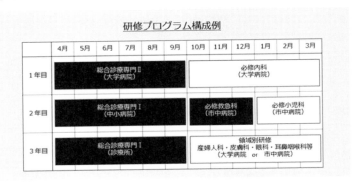

研修プログラム構成例

　総合診療専門研修プログラムの策定にも指導医数、症例数、連携施設等の要件があるため、基準に合致するよう準備を進め、予定通り 2019 年 4 月よりプログラムを開始しました。

3）連携施設へ異動した際に生じる不利益の是正（処遇の確保）はできない か？

　専門研修では、専攻医が病院間を必ず異動するため、その際の処遇を検討する必要がありました。従来のいわゆる「医局人事」による異動で、法人格が異なる場合は入退職の手続を行っています。専門研修における病院間異動については、出向等の方法も考えられましたが、連携施設とその都度契約を締結する必要が生じる上、事務処理が煩雑化する懸念があるため、できれば避けたいのが本音でした。しかし、自院だけでは決められない問題でもあり、近隣病院の動向を調査しました。調査の結果、やはり従来の医局人事と同様、入退職を伴う異動を選択する病院が多かったことから、A病院も同様の手続を行って対応することとしました。ただし、短期間の入退職は専攻医にとって不都合な面も想定されます（**図表7.12**）。

　調査の中で、近隣の同規模B病院が、自院の基幹プログラムを選択する医師について処遇面で配慮していることがわかりました。具体的には、自院の基幹プログラムの場合、一度退職しても、数か月後に自院に戻り再度入職するケースが多くなるため、その間の退職金の計算期間を通算したり、賞与支払いも専攻医に不利益がないように対応を行うとのことでした。このような情報を得てはいましたが、大した影響はないと思い、特別対応はしない方向で経営会

図表7.12

〈想定される課題〉
 1. 給与
　　給与水準が病院によって異なる
　　　　（市民病院は高め、大学病院は低めの傾向）
 2. 賞与
　　法人格の異なる病院間では、賞与算定期間は通算されない
 3. 退職金
　　退職時は一旦清算される（再入職しても通算されない）
 4. 社会保険
　　契約期間が短い場合、加入対象とならない場合がある

議に上申しました。

　ところが、経営会議の中で病院長が「B病院は人気病院であり、B病院がやるのであれば当院もやらなければだめだ」と発言されました。B病院の基幹プログラムに専攻医が流れ、A病院の基幹プログラムに専攻医が集まらないという事態を危惧したためです。病院長の指示により、A病院もB病院と同様の対応を取ることを決定しました。

　新専門医制度では、病院間の異動に伴う処遇の取扱いに関しては各病院で取り決めることになっており、専門医機構は関知していません。病院によって処遇は異なっており、すべての病院で処遇を統一することは困難です。しかし、専攻医の異動は強制力をもって行われるものであることから、専攻医が不利益を被ることもあるのです。

　このような、入退職を伴った異動は、労働法規上の問題はありませんが、処遇の格差は専攻医自身にとっては大きな問題となるため、日本専門医機構にはある程度の指針は示していただきたかったところです。

(3) 専門研修プログラム導入の結果と展望（結び）

　基幹施設の1つである内科の専門研修プログラムは、初年度においては当初予定していた人員は残念ながら確保できませんでした。初期研修医からの残留者も少なかった上に、他院からの申込みもなかったのです。新専門医制度の開始初年度ということもあって、病院間の異動は少なかったのかもしれません。

　一方、大学病院の連携施設となっている診療科においては、初期研修医が引き続き専門研修を希望する場合は、大学病院を基幹病院とする研修プログラムを選択しても、研修場所はA病院でスタートするケースが多かったため、結果的に、新専門医制度導入前と同程度の医師数を確保することができました。しかし、その後は基幹施設や他の連携施設へ異動になるので、翌年度にはまた新たな専攻医を確保する必要があります。

　「総合診療専門研修プログラム」については、残念ながら希望者はありませんでした。まだまだ専門医志向が根強いようです。

　また、連携施設へ異動した際に生じる不利益の是正（処遇の確保）を行いま

したが、今のところ専攻医の確保に大きな影響を及ぼしていないようです。B病院にも専攻医が集中しているようには見受けられません。専攻医の確保には処遇も大切ですが、やはり研修自体の質が大きいのではないかと思われます。

　新専門研修制度が始まり、賛否両論ある中、少しずつ定着しているように感じていますが、他病院からの専攻医の確保はなかなか難しく、今後も自院のアピールに力を入れて採用募集活動を展開する必要があると考えています。特に、総合診療専門研修プログラムについては、1人でも多くの専攻医を確保し、当初の計画を具現化することで、医師の負担軽減に導く環境を醸成することがA病院の方針です。

　日本専門医機構は、医師偏在対策の1つとして厚生労働省の「都道府県別・診療科別の必要医師数」をベースに、都道府県別・診療科別の専攻医採用数シーリング（上限）を毎年度設定しています。このような情報をしっかりとキャッチしながら、専攻医の確保に力を入れることが、ひいては安定した医師の確保につながると考えています。

7-5　ケーススタディ（医師の働き方改革導入編）

　B病院は、関東にある病床数720床を有する地域の中核的な急性期病院です。

　2024年度より医師の時間外労働の上限規制が導入されるにもかかわらず、B病院では月80時間を超える時間外労働が常態化していました。また、紙媒体の出勤簿により形式的に職員の勤怠管理を行っていたことから、出退勤と実労働時間の管理ができず、適切な労働時間管理が喫緊の課題となっていました。

　そのような背景から、院長は各診療科部長を招集し、働き方改革は病院にとって重要な経営課題であること、医師の時間外労働を960時間以内まで短縮すること（A水準適用）を目標に、病院を挙げて働き方改革に取り組むことを宣言しました。それに伴い、院内に「働き方改革実行委員会」を設置し、医師の働き方改革推進のための取組をスタートさせました。

　働き方改革実行委員会は、働き方改革担当責任者である副院長を委員長として任命し、医療職を中心とした多職種で構成しました。また、事務局は院内の労務管理を担っている人事課に設置しました。働き方改革実行委員会では、医師の在院時間及び労働時間を短縮するための具体的な計画案について議論し、以下の取組を推進することとしました。

・勤怠管理システム導入
・会議等の勤務時間内開催
・変形労働時間制導入
・タスク・シフティング推進
・医師の副業・兼業への対応

(1) 勤怠管理システム導入の取組

　働き方改革実行委員会が初めに取り組むべき課題として、在院時間と労働時間を適正に管理することが挙げられたため、勤怠管理システムを導入することが決定されました。

図表 7.13

労働時間該当性の明確化

○ 自己研鑽など労働時間に該当するものとしないものを明確化し、院内で周知

労働時間に該当するもの		労働時間に該当しないもの	
A 診療に関するもの		A 休憩・休息	
1	病棟回診	1	食事
2	予定手術の延長、緊急手術	2	睡眠
3	チャーティング	3	外出
4	サマリー作成	4	インターネットの閲覧
5	外来の準備	B 自己研鑽	
6	オーダーチェック	1	自己学習
7	診療上必要不可欠な情報収集	2	症例見学
B 会議・打合せ		3	参加任意の勉強会・カンファレンス
1	必須出席者である会議・委員会	C 研究・講演その他	
2	参加必須の勉強会・カンファレンス	1	上長の命令に基づかない学会発表の準備
C 研究・講演その他		2	上長の命令に基づかない外部講演等の準備
1	上長の命令に基づく学会発表の準備	3	上長の命令に基づかない研究活動・論文執筆
2	上長の命令に基づく外部講演等の準備		
3	上長の命令に基づく研究活動・論文執筆		

(※) 聖路加国際病院の事例を元に、厚生労働省医政局において作成

出所：第7回 医師の働き方改革の推進に関する検討会資料

　しかし、勤怠管理システムを導入しても、在院時間中、労働時間に該当するものが何であるかを明確にしないことには時間外労働の削減にはつながらないため、並行して下記の事項について明確化しました。

・自己研鑽の労働時間該当性
・時間外申請基準

1）自己研鑽の労働時間該当性

　「自己研鑽の労働時間該当性」については、厚生労働省医政局に設置された「医師の働き方改革の推進に関する検討会」の資料（**図表7.13**）をベースとして労働時間に該当するものと該当しないものを明確にして、院内に周知を図りました。

2）時間外申請基準

　「時間外申請基準」（**図表7.14**）については、働き方改革実行委員会にて検討

図表 7.14

B 病院医師時間外申請基準

　時間外労働の理由について該当するものを選択し、勤怠管理システムにて申請してください。

　なお、業務間の休憩時間などは労働時間に含まないためご注意ください。

　また、在院時間中、時間外労働以外の時間については、自己研鑽、私用等の理由を申請してください。

・病棟回診・処置
・外来診療延長
・急患対応・処置
・診療録記載・オーダー入力
・予定手術・検査・処置の延長
・緊急手術・検査・処置
・書類作成（診断書・証明書・保険関係）
・診療上必要な情報収集（外来の予習など）
・診療報酬明細書（レセプト）のチェック
・症例カンファレンス
・委員会、会議、ワーキング・グループ、院内活動業務
・研修教育・指導業務
・管理業務（労働時間管理など）

働き方改革実行委員会
人事課

を行い、勤怠管理システムで申請する時間外労働に該当する項目を整理しました。

3) 勤怠管理システム導入後の課題・問題点

　勤怠管理システム導入により時間外が増加することを危惧していましたが、実際に一部の診療科で増加がみられました。それは医員の労働時間に関する理解不足によるもので、在院時間をその内容にかかわらず時間外として申請する事例でした。問題は、それに対し上長が十分な指導を行わなかったことです。

　時間外申請基準に該当しない、例えば、上長の指示のない自己研鑽等について差戻しを行うよう、担当副院長から上長への指導を繰り返し行いました。

　また、月の時間外労働が80時間超となった医師のリストは幹部会に報告され、産業医による面談を促す対応がとられました。

(2) 会議等の勤務時間内開催の取組

1) カンファレンスの勤務時間内の開催

　カンファレンスについては、外科系診療科から、外来や手術は時間内に終了しないことが多いため勤務時間内の開催は困難であるとの意見が挙がりました。また、他の診療科との合同カンファレンスの場合、自科単独で開催時刻を決定できない等の問題点が指摘されました。

　その対策として、全員出席を義務としない対応を取る等、勤務時間内のカンファレンス開催を可能な範囲で進めた上で、それでも時間外に及んだ場合については「時間外申請基準」により時間外労働として取り扱うこととしました。

2) 委員会の短縮及び勤務時間内の開催

　委員会については、開催時間を短縮することができるよう、資料を事前配信することとしました。さらに、調整が必要な場合は、院内の共有メール上で意見を出し合い、大まかな結論を出した上で、実際の委員会は確認の場とすることにより時間短縮が進みました。ただし、個人情報を取り扱う委員会については、院内の共有メールで個人情報を共有することはできないため、資料の事前配信は行わず従来どおりの対応としました。

　委員会の勤務時間内開催については、カンファレンスの場合と同様に対応が難しいケースも想定されるため、可能な範囲で進めていくこととし、時間外に

図表 7.15

医師による病状説明等の実施時間変更について

　現在、医師の長時間労働が大きな問題となっており、厚生労働省からすべての医療機関に対し、医師の労働時間短縮に向けた取組について対応を求められています。

　当院としましても、医師の負担を軽減することで、患者さんへよりよい医療を提供することができるとものと考えております。

　つきましては、患者さんおよびご家族への医師による病状説明等は、以下のとおり平日の診療時間内に実施いたします。

　皆様におかれましては、ご理解ご協力の程お願いいたします。

　なお、緊急の場合は従来どおり随時対応いたします。

病状説明等の実施時間
平日診療時間内（9:00-17:30）

B病院　院長　○○　○○

及んだ場合には「時間外申請基準」により時間外労働として取り扱う対応としました。

3）インフォームド・コンセント（病状説明等）の診療時間内の対応

　インフォームド・コンセントの診療時間内の対応については、医師の労働時間の短縮に向けた負担軽減となる取組の1つとして、患者さん及びそのご家族へ周知しています（**図表7.15**）。

4）会議等の勤務時間内開催による課題・問題点

　上記1）〜3）に共通して言えることとして、時間内に実施することは可能ですが、その時間に行うはずであった業務は結果として時間外に押し出される

ことも考えられます。業務の総量を削減することは、診療科単位の努力のみでは困難であることが多いため、引き続き、働き方改革実行委員会にて更なる改善案を検討する必要があります。

(3) 変形労働時間制導入の取組

　続いて、宿日直体制の改善に着手しました。具体的には、労働密度の高い宿直時間の一部を所定労働時間として取り扱い、変形労働時間制へ移行しました。

　B病院が調査した外科の宿日直時の実労働時間の実績データによれば、翌0時前後までは労働密度は高いものの、それ以降は大部分が待機時間となっていました（**図表7.16**の太線に囲まれた部分が労働密度の高い時間帯）。

　そのため、宿日直体制は一部残しつつも、平日の宿直帯のうち労働密度が高い時間帯を日勤に引き続き準夜勤とした上で計2勤務分の連続勤務として取り扱い、他の日勤を1勤務分休務とすることで対応しました。

　ただし、B病院は比較的必要医師数は確保できてはいますが、全日このような扱いを行うほどの人的な余裕はないことから、翌日が休日のケースにおいてのみ従来の宿日直体制を継続することとしました。

　宿日直体制の変更により、宿直翌日は極力帰宅することとしますが、やむを得ず継続して通常業務を行う場合についても、28時間連続勤務制限に対応できるような運用を行うよう担当副院長から指導しています。

(4) タスク・シフティング推進の取組

　チーム医療を推進し、看護師がその役割をさらに発揮するため、2014年6月に「特定行為に係る看護師の研修制度」が創設されました。タスク・シフティングを検討する上で大きく注目されています。B病院においても慢性的な麻酔科医不足から、「術中麻酔管理領域パッケージ」の研修を修了した看護師の採用が検討されています。

　しかし、その際問題となるのが、特定行為研修を修了した看護師（以下、「特定看護師」という。）の将来的なキャリアです。看護師としてのキャリア

図表 7.16

宿日直中勤務実績調査

外科宿日直
○○年○月
各日1名

年月日	01:00	02:00	03:00	04:00	05:00	06:00	07:00	08:00	09:00	10:00	11:00	12:00	13:00	14:00	15:00	16:00	17:00	18:00	19:00	20:00	21:00	22:00	23:00	24:00	実働時間
2月1日(土)																									10.33
2月2日(日)																									12.50
2月3日(月)																									3.83
2月4日(火)																									6.00
2月5日(水)																									6.67
2月6日(木)																									5.00
2月7日(金)																									5.00
2月8日(土)																									11.50
2月9日(日)																									12.83
2月10日(月)																									6.25
2月11日(火)																									11.00
2月12日(水)																									4.00
2月13日(木)																									4.00
2月14日(金)																									3.50
2月15日(土)																									11.25
2月16日(日)																									10.75
2月17日(月)																									6.67
2月18日(火)																									5.50
2月19日(水)																									4.50
2月20日(木)																									5.50
2月21日(金)																									3.50
2月22日(土)																									7.17
2月23日(日)																									11.17
2月24日(月)																									9.50
2月25日(火)																									3.50
2月26日(水)																									4.50
2月27日(木)																									6.67
2月28日(金)																									5.50
2月29日(土)																									8.33

実働時間外

アップを見据えて特定行為研修を受講しますが、実務の場における指揮命令は医師から受けることになり、特定の行為ばかりを専門的に担うことが想定されます。

　そうなった場合、特定看護師としてのキャリアのみが深まり、一般看護師としてのキャリアを蓄積する機会が限定されることも否定できません。

　特定看護師として求められる役割を最大限発揮するためには、やりがいを持って特定行為を実施できるような環境を事前に整備しておくことが重要であると考えています。

(5) 医師の副業・兼業への対応の取組

　勤怠管理システムの導入により、在院時間、労働時間が明確になりました。しかし、それは自院における時間管理に限られてしまいます。Ｂ病院は医師派遣推進事業※6の実施主体とされていますので、毎年、多くの医師の派遣が行われています。また、地域医療支援病院でもあることから、地域の開業医等から勤務時間外に診療支援を求められることもあります。

　このような場合、「主たる勤務先の医療機関」が派遣先の医療機関における労働時間数の見込みや実績について把握しなければなりません。Ｂ病院では、導入した勤怠管理システムを派遣先の医療機関における労働時間管理にも活用することとしました。

　具体的には、派遣先の医療機関での勤務計画と実績を、Ｂ病院の勤怠管理システムへ入力します。システムには「副業・兼業先」のチェックボックスを設け、チェックがある場合は労働時間に通算するものの、手当支給からは除外する運用を行いました。この運用方法により、派遣先での勤務計画と実績の把握ができることから、当該医師に対する連続勤務時間や勤務間インターバル等の管理が可能となります。

※6：医師派遣推進事業

　　　医師不足が深刻な病院に対し、医療対策協議会が医師派遣調整を行い医師不足の解消を図るとともに、当該調整に基づく医師派遣を行う医療機関に対し、医師派遣することによる逸失利益に相当する額を助成する事業。

(6) 働き方改革の継続的な推進について

　医師の在院時間及び労働時間の短縮に向けて、B病院では様々な取組がスタートしました。しかし、従来の定着した働き方を急に変更することは困難を極めます。今後も課題・問題点を洗い出して解決しながら、継続的かつ長期的な展望で時間外労働削減につながるような勤務体制を構築していく必要があります。

　B病院は、働き方改革実行委員会を中心としたこの一連の地道な取組により、2024年を待たずして「A水準の医療機関」として運営することを目標としています。

7-6　ケーススタディのまとめ（時間外労働の上限規制への対応）

　Chapter7 では、医師の働き方改革を中心的なテーマに様々なケーススタディを集約しました。最後に、医療機関に勤務する社会保険労務士が考える「時間外労働の上限規制への対応」として各ケーススタディの重要なポイントを取りまとめましたので解説します。

　時間外労働の上限規制への対応として、まず時間外の労働時間数を把握することが必要です。医師の労働時間短縮計画にも労働時間数の確認が必須項目とされています。

　年間の時間外・休日の労働時間数の平均や最長時間、さらには、A 水準（960 時間）を超える医師数、B 水準（1,860 時間）を超える医師数等を診療科別に調査し、医師の時間外労働の実態について確認します（**図表 7.17**）。

　それらを踏まえて 2024 年度の時間外労働の上限規制適用に向けて A 水準を目指すのか、それとも B 水準を目指すのかを検討することになりますが、その際、長時間労働の主な要因を探るため、さらに詳細な時間外労働の実態を確認します。

　診療科の特殊性により時間外労働の実態は大きく異なるため、特に長時間労働を余儀なくされている診療科について、その要因を「通常業務の延長」によるもの、「宿日直中の業務」によるもの、「オンコール業務」によるもの、または「病院管理業務」、「自己研鑽」によるもの、さらには、他院での「診療支援」によるものに分けてその占める割合を調査します（**図表 7.18**）。

　こうした検証の結果をもとに、時間外労働削減に向けた医師の業務の見直しを図ります（**図 7.19**）。

　「通常業務の延長」の占める割合が高いのであれば、急性期病院では外来患者の逆紹介を促し、外来業務を減らして入院業務へシフトすることが考えられます。

　また、医師の宿日直には、集中治療室や救命救急センター等の医師の専任を要する当直や管理当直、さらに各科単位で行っている各科当直等があります

図表 7.17

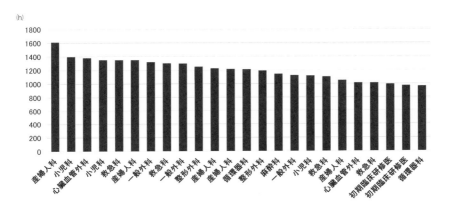

年間の時間外が960時間を超えている医師の内訳（例）

図表 7.18

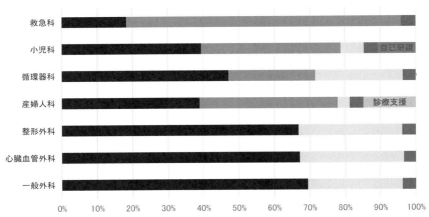

診療科別長時間労働の要因（例）

が、「宿日直中の業務」の割合が高い診療科があるならば、病院全体でそれぞ
れの宿日直の役割分担を再度、見直すことが必要でしょう。

238

図表 7.19

時間外労働削減に向けた医師の業務見直し

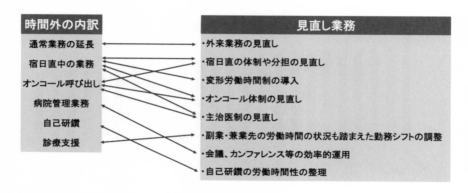

図表 7.18 では MFICU（母体胎児集中治療室）や NICU（新生児集中治療室）を整備している医療機関を想定しています。これらの集中治療室では 24 時間専任の医師の配置が必要なため、担当の産婦人科や小児科では自科の宿日直と合わせると 1 日に 2 名の配置が必要です。1 診療科で 2 名配置すれば、1 人当たりの宿日直の回数は多くなりますので、寝当直でない限り「宿日直中の業務」の占める割合は高くなります。

宿日直中の労働密度が高いのであれば、宿日直ではなく所定労働時間として取り扱う必要があります。その場合は、変形労働時間制の導入も検討すべきでしょう。労働基準監督署からの指導がなくとも、宿日直中に通常の診療が継続的に行われていれば、同様の対応が必要不可欠です。

その際、宿直翌日の勤務についても考えなければなりません。2024 年度以降は、連続勤務時間制限を順守する必要があるからです。そうすると翌日は、少なくとも半日勤務とせざるを得ないことが考えられるため、主治医制の診療科では対応できない可能性があります。その場合は、複数主治医制導入の検討が必要となります。

「オンコール業務」は、特に外科系の診療科は緊急手術等の呼出しに対応する必要がありますので、当該業務の占める割合は高い傾向です。頻繁にオン

コールがある診療科であれば、宿日直体制へ切り替える等の方法も有効です。

　近年、医師不足により、逆に宿日直体制からオンコール体制へ移行した診療科も多いと思いますが、医師の負担を考慮した上で、どちらをとるか再検討する必要があります。しかし、宿日直体制を組んだとしても緊急手術の準備や執刀等を全て1人で行うことは困難なため、宿日直体制とオンコール体制をバランスよく組み合わせて運営することが望まれます。

　また、マネジメント職の医師は病院の経営に関する委員会、医療安全に関する委員会等の多くの委員会に参加し、その中心的な存在となっていますので、「病院管理業務」の占める割合は高くなりますが、最近、多くの医療機関では「7-5　ケーススタディ（医師の働き方改革導入編)」のように会議短縮に向けた効率的な運用が進められています。

　診療科間で「自己研鑽」の占める割合に大きな差があるならば、医師の研鑽の労働時間該当性について「院内基準」を作成することが肝要です。

　「7-5　ケーススタディ（医師の働き方改革導入編)」では、「診療支援」先での医師の労働時間の把握と追加的健康確保措置の対応のために、自院の勤怠管理システムを活用しています。このように副業対応についても時間外労働の上限規制が導入される前に仕組みを作っておく必要があります。

　また、2036年に医師不足は解消しB水準（1,860時間上限）はなくなる方向ですが、そのためには7％のタスク・シフティングが進んでいることが前提です。タスク・シフティング推進には様々な課題があるため（Chapter5を参照）、院内の組織体制を整備しないと、短期間に導入することは難しい一面があります。

　コロナ禍がもたらした医療環境の大きな変化の中で、どこの医療機関でも医師の働き方改革の歩みが大なり小なり失速したり、停滞したりしたかもしれませんが、まだ遅くはありません。目標達成のため、時間外労働削減に向けた医師の業務整理とタスク・シフティングに再度取り組み、医師の働き方改革を推進していただきたいと思います。

7-7　医師の勤務シフトを考える（参考）

　Chapter7 のケーススタディでは、医師の負担を軽減し労働時間を短縮するための仕組みを考えました。それでは、具体的にどのような勤務シフトを組めば、効率的な運営が可能となり労働時間も短縮できるのでしょうか。

　看護師のような複雑な勤務シフトパターンで運用することは困難です。スタッフ数が看護師のように多くはなく、医師の業務は不確実で計画的に行うことが難しいからです。できるだけ、簡易なシフトを組むことが必要です。

　看護師は 1 か月単位で変形労働時間制を運用していますが、医師の場合は患者の入退院や予定手術に合わせて 2 週間単位で運用することが現実的ではないかと考えます。

　まずは、宿日直体制に変形労働時間制を導入してシフトを組むことからスタートしましょう。

　急性期病院の宿日直は労基法上の宿日直として認められない場合が多くあります。しかし、宿日直の拘束時間のうち、労働密度が低い時間帯に限定して労基法上の宿日直の許可を得ることも可能です。

　図表 20 では宿直業務の一部（1 勤務分）を所定労働時間に設定し、宿直の当日を 2 勤務、その翌日を休日として設定した事例です。宿直日に 2 勤務を行う体制（以下、「宿直日 2 勤務制」という。）です。シフト管理が容易なので、導入しやすい反面、翌日、帰宅せずに引き続き勤務すると、その時間は残業となります。宿直日 2 勤務制で運営している医療機関も多くありますが、時間外削減には効果的ではない一面もあります。**図表 21** は**図表 20** のような宿直日 2 勤務制により運営している医療機関の内科系および外科系診療科の月間の時間外数の例です。宿直翌日の時間外が外科系は 20 時間を超え、内科系は 15 時間を超えています。宿直翌日に労働の義務はありませんが、診療のため、朝から帰宅できない事例です。この場合、診療時間はすべて時間外扱いになってしまいます。

　医師が不足している診療科では、宿直翌日の朝から帰宅できる環境を作り出

図表 7.20

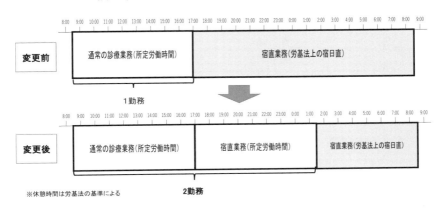

宿日直の許可が得られない場合の対応

※休憩時間は労基法の基準による

図表 7.21

宿直日2勤務制を導入した診療科の時間外内訳（月間）

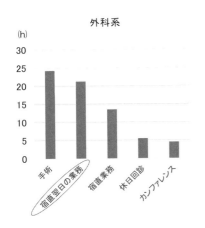

外科系

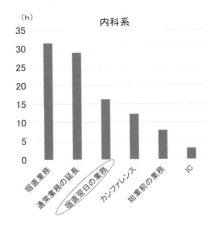

内科系

図表 7.22

労働密度に応じた勤務体制

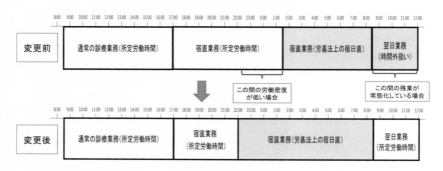

※休憩時間は労基法の基準による

すことは、現実的には難しいかもしれません。午前中の診療業務を行っている時間帯を時間外ではなく所定労働時間として取り扱う方法を考えてみる必要があります。

　一般的には、救急患者の来院は深夜帯には減少し落ち着くことが多く、22：00以降の労働密度は低下傾向です。それならば、22：00までを所定労働時間、22：00以降の深夜帯を労基法上の宿日直として取り扱うことが場合によっては可能です。

　今後の労働行政による宿日直の考え方にもよりますが、このように労働密度が低下する時間帯を所定労働時間から外し、労基法上の宿日直許可を得ることができれば、翌朝の診療業務に充てる所定労働時間と合わせて2勤務になるよう設定が可能です。そうすれば管理も容易になります（**図表22**）。

　一度に勤務シフトを理想的なかたちへもっていくことは困難なので、このように少しずつ勤務シフトを医師の働き方に合わせながら動かしていくことが理想です。

　次は、始業時刻の繰下げにより労働時間を短縮した事例です。

　午前中に外来診療等の業務予定が特になく、逆に、午後からの業務が忙しい場合には、始業時刻を繰り下げて対応する方法もあります（**図表23**）。

図表 7.23

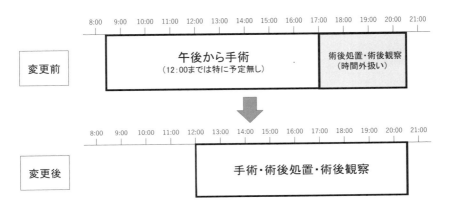

始業時刻の繰り下げ

※休憩時間は労基法の基準による

　医師の始業時刻と終業時刻を一律に定めている医療機関は多くありますが、診療科ごとで、曜日や時間帯により労働密度の濃淡があるため、それらを考慮して始業時刻と終業時刻を柔軟に変えるのです。

　外科系の診療科では、予定手術を中心にスケジュールが組まれています。
　特に手術当日は、手術後の処置や経過の観察が必要になり、どうしても労働時間が長くなります。このような場合には、その日の所定労働時間をあらかじめ長く設定します。
　その上で、翌朝に外来診療が無いようなときには、始業時刻を午後に設定する等、手術日と合わせて2勤務とします（**図表24**）。
　とりわけチーム制で運営している外科系の診療科には、このような仕組みは導入しやすいのではないかと考えます。
　また、オンコール体制のみで救急医療に対応している診療科もありますが、そのような診療科はオンコール医師への負担は大きくなるため、準夜帯に宿直体制を取り入れて、深夜帯からオンコール体制へ切り替えるという方法があり

図表7.24

効率的な所定労働時間の設定

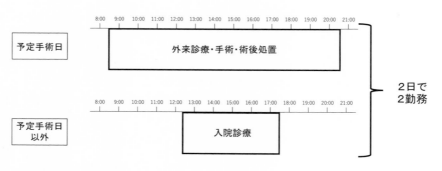

予定手術日　外来診療・手術・術後処置

予定手術日以外　入院診療

2日で2勤務

※休憩時間は労基法の基準による

図表7.25

1週間の勤務シフトの例

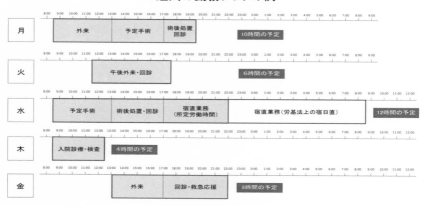

月	外来　予定手術　術後処置回診	10時間の予定
火	午後外来・回診	6時間の予定
水	予定手術　術後処置・回診　宿直業務（所定労働時間）　宿直業務（労基上の宿日直）	12時間の予定
木	入院診療・検査	4時間の予定
金	外来　回診・救急応援	8時間の予定

ます。

　同様に、宿直体制で運用しているが、宿直者への負担が大きい場合にも、準夜帯までを宿直体制、深夜帯以降をオンコール体制に切り替えるという方法は有効です。例えば、救急患者の来院が落ち着く 22：00 まで宿直体制、それ以

後をオンコール体制とします。宿直者は 22：00 に帰宅することが可能になり、オンコール待機者は 22：00 以降の対応であるため呼ばれる頻度が低くなります。

　このように医師の勤務体制には様々なバリエーションのシフトが考えられます。

　これまで提案した内容で 1 週間のシフトを組んだ場合には**図表 25** のようなシフトパターンとなります。診療科ごとにオーダメイドの勤務シフトを組むことは大変ですので、2 週間程度の単位でスケジュールを作成した上で、2 日間で 2 勤務という原則を守り、できるだけ内科系、外科系ごとに共通のシフトパターンを作成して運用することが簡便な方法であると思われます。

最後に

本書に最後までお付合いいただきましてありがとうございました

私は大学卒業後、医療機関に事務職として就職し、30年以上勤めてきました。私が就職した当時と現在では、医療を取り巻く環境は大きく変わったなと感じます。

当時の医療機関は、国の医療行政の下で「護送船団方式」と言われるほどに手厚い診療報酬や補助金の投入等で保護されたことにより、余程外れた経営をしない限りつぶれるようなことはないと言われていました。

ところが、近年の急速な少子高齢化による疾病構造の変化とそれに伴う医療環境の変化に加えて、医療費抑制のための厳しい医療政策の施行等が、経営にも影響するようになり、現在では黒字よりも赤字の医療機関が増えて再編やダウンサイジングという言葉もよく耳にするようになりました。他の業界では当然のことのようでしたが、いよいよ医療業界にも生き残りをかけた対応が必要になってきました。

また、一方では働き方改革により、医師を過重労働から解放すべきという声が高らかに響いています。医療機関は医師の労働時間をしっかりと管理し、経営マネジメントを強化しなければいけません。医療機関では、かつてないような厳しい労務管理が求められる時代を迎えようとしています。

2024年から始まる医師の時間外労働上限規制に向けて「評価機能」が導入されることになり、現在、医師を中心とする医療職と社会保険労務士のチームが担う方向で着々と進められています。

しかし、社会保険労務士を中心とした専門家が医療経営や医療政策の現状を知ることなく労務管理を担うということは、至難の業に近いものがあります。なぜかというと、医療機関の経営と労務管理は別々のものではないからです。「医師が病院にいる時間は労働時間だ」、「割増賃金を支払いなさい」では通用しないのです。「医師はなぜ長時間病院にいるのか」、「そこではどのような働き方をしているのか」等を理解しなくては先へは進めません。タスク・シフティングやタスク・シェアリングが進まない医療機関があれば「なぜ進まない

のか」その理由について調査する必要があります。

　当然、皆様が本書のみで医療機関の外部環境や内部環境をすべて理解することはできないかもしれません。とは言え、医療機関にコンサルティングを求められたときに、「何を重点的に調査すべきか」「何から手を付ければいいのか」等、本書からその手掛かりを得ることができれば幸いです。

　本書がきっかけとなり、医療機関の働き方改革を支える支援人材の確保と育成が可能になることを切に願っています。

　最後に、拙著の推薦文をいただきました全国社会保険労務士会連合会会長・大野実様を始め、出版に向けてご尽力いただきました愛知県社会保険労務士会会長・杉田貴信様、同常任理事・長坂英樹様、出版の後押しをしていただきました株式会社ロギガ書房代表取締役・橋詰守様、寄稿や編集にご協力いただきました皆様に心より厚くお礼申し上げます。

編著者　渡 辺　　徹

【巻末資料】

〈巻末資料1〉

第1回　医師の働き方改革の推進に関する検討会	参考資料
令和元年7月5日	3

医師の宿日直許可基準・研鑽に係る労働時間に関する通達

○「医師、看護師等の宿日直許可基準について」（令和元年7月1日基発0701第8号労働基準局長通達）

○「医師の研鑽に係る労働時間に関する考え方について」（令和元年7月1日基発0701第9号労働基準局長通達）

○「医師等の宿日直許可基準及び医師の研鑽に係る労働時間に関する考え方についての運用に当たっての留意事項について」（令和元年7月1日基監発0701第1号労働基準局監督課長通達）

第 1 回　医師の働き方改革の推進に関する検討会	参考資料
令和元年 7 月 5 日	3

基発 0701 第 8 号

令和元年 7 月 1 日

都道府県労働局長　殿

厚生労働省労働基準局長

（公　印　省　略）

医師、看護師等の宿日直許可基準について

　医師、看護師等（以下「医師等」という。）の宿日直勤務については、一般の宿日直の場合と同様に、それが通常の労働の継続延長である場合には宿日直として許可すべきものでないことは、昭和 22 年 9 月 13 日付け発基第 17 号通達に示されているところであるが、医師等の宿日直についてはその特性に鑑み、許可基準の細目を次のとおり定める。

　なお、医療法（昭和 23 年法律第 205 号）第 16 条には「医業を行う病院の管理者は、病院に医師を宿直させなければならない」と規定されているが、その宿直中の勤務の実態が次に該当すると認められるものについてのみ労働基準法施行規則（昭和 22 年厚生省令第 23 号。以下「規則」という。）第 23 条の許可を与えるようにされたい。

　本通達をもって、昭和 24 年 3 月 22 日付け基発第 352 号「医師、看護婦等の宿直勤務について」は廃止するため、了知の上、取扱いに遺漏なきを期されたい。

記

1　医師等の宿日直勤務については、次に掲げる条件の全てを満たし、かつ、宿直の場合は夜間に十分な睡眠がとり得るものである場合には、規則第 23 条の許可（以下「宿日直の許可」という。）を与えるよう取り扱うこと。

（1）　通常の勤務時間の拘束から完全に解放された後のものであること。すな

わち、通常の勤務時間終了後もなお、通常の勤務態様が継続している間は、通常の勤務時間の拘束から解放されたとはいえないことから、その間の勤務については、宿日直の許可の対象とはならないものであること。

(2)　宿日直中に従事する業務は、一般の宿日直業務以外には、特殊の措置を必要としない軽度の又は短時間の業務に限ること。例えば、次に掲げる業務等をいい、下記2に掲げるような通常の勤務時間と同態様の業務は含まれないこと。

・医師が、少数の要注意患者の状態の変動に対応するため、問診等による診察等（軽度の処置を含む。以下同じ。）や、看護師等に対する指示、確認を行うこと

・医師が、外来患者の来院が通常想定されない休日・夜間（例えば非輪番日であるなど）において、少数の軽症の外来患者や、かかりつけ患者の状態の変動に対応するため、問診等による診察等や、看護師等に対する指示、確認を行うこと

・看護職員が、外来患者の来院が通常想定されない休日・夜間（例えば非輪番日であるなど）において、少数の軽症の外来患者や、かかりつけ患者の状態の変動に対応するため、問診等を行うことや、医師に対する報告を行うこと

・看護職員が、病室の定時巡回、患者の状態の変動の医師への報告、少数の要注意患者の定時検脈、検温を行うこと

(3)　上記(1)、(2)以外に、一般の宿日直の許可の際の条件を満たしていること。

2　上記1によって宿日直の許可が与えられた場合において、宿日直中に、通常の勤務時間と同態様の業務に従事すること（医師が突発的な事故による応急患者の診療又は入院、患者の死亡、出産等に対応すること、又は看護師等が医師にあらかじめ指示された処置を行うこと等）が稀にあったときについては、一般的にみて、常態としてほとんど労働することがない勤務であり、かつ宿直の場合は、夜間に十分な睡眠がとり得るものである限り、宿日直の許可を取り消す必要はないこと。また、当該通常の勤務時間と同態様の業務に従事す

る時間について労働基準法（昭和 22 年法律第 49 号。以下「法」という。）第 33 条又は第 36 条第 1 項による時間外労働の手続がとられ、法第 37 条の割増賃金が支払われるよう取り扱うこと。

　したがって、宿日直に対応する医師等の数について、宿日直の際に担当する患者数との関係又は当該病院等に夜間・休日に来院する急病患者の発生率との関係等からみて、上記のように通常の勤務時間と同態様の業務に従事することが常態であると判断されるものについては、宿日直の許可を与えることはできないものであること。

3　宿日直の許可は、一つの病院、診療所等において、所属診療科、職種、時間帯、業務の種類等を限って与えることができるものであること。例えば、医師以外のみ、医師について深夜の時間帯のみといった許可のほか、上記 1 ⑵の例示に関して、外来患者の対応業務については許可基準に該当しないが、病棟宿日直業務については許可基準に該当するような場合については、病棟宿日直業務のみに限定して許可を与えることも可能であること。

4　小規模の病院、診療所等においては、医師等が、そこに住み込んでいる場合があるが、この場合にはこれを宿日直として取り扱う必要はないこと。

　ただし、この場合であっても、上記 2 に掲げるような通常の勤務時間と同態様の業務に従事するときには、法第 33 条又は第 36 条第 1 項による時間外労働の手続が必要であり、法第 37 条の割増賃金を支払わなければならないことはいうまでもないこと。

第1回　医師の働き方改革の推進に関する検討会	参考資料
令和元年7月5日	3

基発 0701 第 9 号

令和元年 7 月 1 日

都道府県労働局長　殿

厚生労働省労働基準局長

（公 印 省 略）

医師の研鑽に係る労働時間に関する考え方について

　医療機関等に勤務する医師（以下「医師」という。）が、診療等その本来業務の傍ら、医師の自らの知識の習得や技能の向上を図るために行う学習、研究等（以下「研鑽」という。）については、労働時間に該当しない場合と労働時間に該当する場合があり得るため、医師の的確な労働時間管理の確保等の観点から、今般、医師の研鑽に係る労働時間該当性に係る判断の基本的な考え方並びに医師の研鑽に係る労働時間該当性の明確化のための手続及び環境整備について、下記のとおり示すので、その運用に遺憾なきを期されたい。

記

1　所定労働時間内の研鑽の取扱い

　所定労働時間内において、医師が、使用者に指示された勤務場所（院内等）において研鑽を行う場合については、当該研鑽に係る時間は、当然に労働時間となる。

2　所定労働時間外の研鑽の取扱い

　所定労働時間外に行う医師の研鑽は、診療等の本来業務と直接の関連性なく、かつ、業務の遂行を指揮命令する職務上の地位にある者（以下「上司」という。）の明示・黙示の指示によらずに行われる限り、在院して行う場合であっても、一般的に労働時間に該当しない。

　他方、当該研鑽が、上司の明示・黙示の指示により行われるものである場

合には、これが所定労働時間外に行われるものであっても、又は診療等の本来業務との直接の関連性なく行われるものであっても、一般的に労働時間に該当するものである。

　所定労働時間外において医師が行う研鑽については、在院して行われるものであっても、上司の明示・黙示の指示によらずに自発的に行われるものも少なくないと考えられる。このため、その労働時間該当性の判断が、当該研鑽の実態に応じて適切に行われるよう、また、医療機関等における医師の労働時間管理の実務に資する観点から、以下のとおり、研鑽の類型ごとに、その判断の基本的考え方を示すこととする。

(1)　一般診療における新たな知識、技能の習得のための学習

　ア　研鑽の具体的内容

　　例えば、診療ガイドラインについての勉強、新しい治療法や新薬についての勉強、自らが術者等である手術や処置等についての予習や振り返り、シミュレーターを用いた手技の練習等が考えられる。

　イ　研鑽の労働時間該当性

　　業務上必須ではない行為を、自由な意思に基づき、所定労働時間外に、自ら申し出て、上司の明示・黙示による指示なく行う時間については、在院して行う場合であっても、一般的に労働時間に該当しないと考えられる。

　　ただし、診療の準備又は診療に伴う後処理として不可欠なものは、労働時間に該当する。

(2)　博士の学位を取得するための研究及び論文作成や、専門医を取得するための症例研究や論文作成

　ア　研鑽の具体的内容

　　例えば、学会や外部の勉強会への参加・発表準備、院内勉強会への参加・発表準備、本来業務とは区別された臨床研究に係る診療データの整理・症例報告の作成・論文執筆、大学院の受験勉強、専門医の取得や更新に係る症例報告作成・講習会受講等が考えられる。

　イ　研鑽の労働時間該当性

　　上司や先輩である医師から論文作成等を奨励されている等の事情が
あっても、業務上必須ではない行為を、自由な意思に基づき、所定労働
時間外に、自ら申し出て、上司の明示・黙示による指示なく行う時間に
ついては、在院して行う場合であっても、一般的に労働時間に該当しな
いと考えられる。

　　ただし、研鑽の不実施について就業規則上の制裁等の不利益が課され
ているため、その実施を余儀なくされている場合や、研鑽が業務上必須
である場合、業務上必須でなくとも上司が明示・黙示の指示をして行わ
せる場合は、当該研鑽が行われる時間については労働時間に該当する。

　　上司や先輩である医師から奨励されている等の事情があっても、自由
な意思に基づき研鑽が行われていると考えられる例としては、次のよう
なものが考えられる。

・勤務先の医療機関が主催する勉強会であるが、自由参加である

・学会等への参加・発表や論文投稿が勤務先の医療機関に割り当てられ
　ているが、医師個人への割当はない

・研究を本来業務とはしない医師が、院内の臨床データ等を利用し、院
　内で研究活動を行っているが、当該研究活動は、上司に命じられてお
　らず、自主的に行っている

(3)　手技を向上させるための手術の見学

　ア　研鑽の具体的内容

　　例えば、手術・処置等の見学の機会の確保や症例経験を蓄積するため
に、所定労働時間外に、見学（見学の延長上で診療（診療の補助を含む。
下記イにおいて同じ。）を行う場合を含む。）を行うこと等が考えられる。

　イ　研鑽の労働時間該当性

　　上司や先輩である医師から奨励されている等の事情があったとして
も、業務上必須ではない見学を、自由な意思に基づき、所定労働時間外
に、自ら申し出て、上司の明示・黙示による指示なく行う場合、当該見
学やそのための待機時間については、在院して行う場合であっても、一
般的に労働時間に該当しないと考えられる。

ただし、見学中に診療を行った場合については、当該診療を行った時間は、労働時間に該当すると考えられ、また、見学中に診療を行うことが慣習化、常態化している場合については、見学の時間全てが労働時間に該当する。

3　事業場における研鑽の労働時間該当性を明確化するための手続及び環境の整備

研鑽の労働時間該当性についての基本的な考え方は、上記１及び２のとおりであるが、各事業場における研鑽の労働時間該当性を明確化するために求められる手続及びその適切な運用を確保するための環境の整備として、次に掲げる事項が有効であると考えられることから、研鑽を行う医師が属する医療機関等に対し、次に掲げる事項に取り組むよう周知すること。

(1)　医師の研鑽の労働時間該当性を明確化するための手続

医師の研鑽については、業務との関連性、制裁等の不利益の有無、上司の指示の範囲を明確化する手続を講ずること。例えば、医師が労働に該当しない研鑽を行う場合には、医師自らがその旨を上司に申し出ることとし、当該申出を受けた上司は、当該申出をした医師との間において、当該申出のあった研鑽に関し、

・本来業務及び本来業務に不可欠な準備・後処理のいずれにも該当しないこと

・当該研鑽を行わないことについて制裁等の不利益はないこと

・上司として当該研鑽を行うよう指示しておらず、かつ、当該研鑽を開始する時点において本来業務及び本来業務に不可欠な準備・後処理は終了しており、本人はそれらの業務から離れてよいこと

について確認を行うことが考えられる。

(2)　医師の研鑽の労働時間該当性を明確化するための環境の整備

上記(1)の手続について、その適切な運用を確保するため、次の措置を講ずることが望ましいものであること。

ア　労働に該当しない研鑽を行うために在院する医師については、権利として労働から離れることを保障されている必要があるところ、診療体制

には含めず、突発的な必要性が生じた場合を除き、診療等の通常業務への従事を指示しないことが求められる。また、労働に該当しない研鑽を行う場合の取扱いとしては、院内に勤務場所とは別に、労働に該当しない研鑽を行う場所を設けること、労働に該当しない研鑽を行う場合には、白衣を着用せずに行うこととすること等により、通常勤務ではないことが外形的に明確に見分けられる措置を講ずることが考えられること。手術・処置の見学等であって、研鑽の性質上、場所や服装が限定されるためにこのような対応が困難な場合は、当該研鑽を行う医師が診療体制に含まれていないことについて明確化しておくこと。

イ　医療機関ごとに、研鑽に対する考え方、労働に該当しない研鑽を行うために所定労働時間外に在院する場合の手続、労働に該当しない研鑽を行う場合には診療体制に含めない等の取扱いを明確化し、書面等に示すこと。

ウ　上記イで書面等に示したことを院内職員に周知すること。周知に際しては、研鑽を行う医師の上司のみではなく、所定労働時間外に研鑽を行うことが考えられる医師本人に対してもその内容を周知し、必要な手続の履行を確保すること。

　　また、診療体制に含めない取扱いを担保するため、医師のみではなく、当該医療機関における他の職種も含めて、当該取扱い等を周知すること。

エ　上記(1)の手続をとった場合には、医師本人からの申出への確認や当該医師への指示の記録を保存すること。なお、記録の保存期間については、労働基準法（昭和 22 年法律第 49 号）第 109 条において労働関係に関する重要書類を 3 年間保存することとされていることも参考として定めること。

第1回　医師の働き方改革の推進に関する検討会	参考資料
令和元年7月5日	3

基監発 0701 第 1 号

令和元年 7 月 1 日

都道府県労働基準部長 殿

厚生労働省労働基準局監督課長

（契 印 省 略）

医師等の宿日直許可基準及び医師の研鑽に係る労働時間に関する
考え方についての運用に当たっての留意事項について

　令和元年7月1日付け基発0701第8号「医師、看護師等の宿日直基準について」（以下「医師等の宿日直許可基準通達」という。）及び令和元年7月1日付け基発0701第9号「医師の研鑽に係る労働時間に関する考え方について」（以下「医師の研鑽に係る労働時間通達」という。）が発出され、医師・看護師等（以下「医師等」という。）の宿日直基準の明確化及び医師の研鑽に係る労働時間に関する考え方が示されたところである。
　両通達は、平成31年3月28日に取りまとめられた「医師の働き方改革に関する検討会報告書」（以下「報告書」という。）を踏まえて、解釈の明確化を図ったものであり、これまでの労働基準法（昭和22年法律第49号）の取扱いを変更するものではないが、両通達の運用に当たって留意すべき事項を下記に示すので、その運用に当たっては遺憾なきを期されたい。

記

第1　医師等の宿日直許可基準通達の取扱いについて
　1　趣旨

　報告書において、「医師等の当直のうち、断続的な宿直として労働時間等の規制が適用されないものに係る労働基準監督署長の許可基準については、現状を踏まえて実効あるものとする必要がある。」との意見が示されたことを踏まえ、労働基準監督署長による医師等の宿日直の許可の基準を明確化の上、改めて示されたものである。

2　医師等の宿日直許可基準通達の運用における留意事項

　医師等の宿日直許可基準通達については、昭和24年3月22日付け基発第352号「医師、看護婦等の宿直勤務について」の考え方を明確化したものであり、これによって従前の許可基準を変更するものではなく、対象となる職種についても、従前と変更はない。

　具体的には、許可対象である「特殊の措置を必要としない軽度の、又は短時間の業務」について、近年の医療現場における実態を踏まえて具体的に例示したものが、医師等の宿日直許可基準通達の記の1(2)において示されたところである。なお、医師等の宿日直許可基準通達の記の1(2)に示されている例示における「看護職員」については、業務を行う主体を当該例示において掲げられている業務を行う職種に限っているものである。

第2　医師の研鑽に係る労働時間通達の取扱いについて

1　趣旨

　医師の働き方改革に関する検討会においては、「医師の研鑽については、医学は高度に専門的であることに加え、日進月歩の技術革新がなされており、そのような中、個々の医師が行う研鑽が労働であるか否かについては、当該医師の経験、業務、当該医療機関が当該医師に求める医療提供の水準等を踏まえて、現場における判断としては、当該医師の上司がどの範囲を現在の業務上必須と考え指示を行うかによらざるを得ない。」とされている。

　また、同検討会の報告書では、「医師については、自らの知識の習得や技能の向上を図る研鑽を行う時間が労働時間に該当するのかについて、判然としないという指摘がある。このため、医師の研鑽の労働時間の取扱い

についての考え方と『労働に該当しない研鑽』を適切に取り扱うための手続を示すことにより、医療機関が医師の労働時間管理を適切に行えるように支援していくことが重要である」とされたところである。

　このような同検討会における検討結果に基づき、医師の研鑽の実態を踏まえ、医師の研鑽に係る労働時間通達において、医師本人及び当該医師の労働時間管理を行う上司を含む使用者が、研鑽のうち労働時間に該当する範囲を明確に認識し得るよう、研鑽の労働時間該当性に関する基本的な考え方とともに、労働時間該当性を明確化するための手続等が示されたところである。

2　医師の研鑽に係る労働時間通達の運用における留意事項

　ア　医師の研鑽に係る労働時間通達と「労働時間の適正な把握のために使用者が講ずべき措置に関するガイドライン」の関係について

　　　労働時間は、「労働時間の適正な把握のために使用者が講ずべき措置に関するガイドライン」（平成 29 年 1 月 20 日策定）において示されているとおり、労働者の行為が使用者の指揮命令下に置かれたものと評価することができるか否かにより客観的に定まるものである。この考え方は医師についても共通であり、医師の研鑽に係る労働時間通達においても、この考え方を変更するものではないこと。

　イ　医師の研鑽と宿日直許可基準について

　　　医師の研鑽に係る労働時間通達の記の 2 により、労働時間に該当しないと判断される研鑽については、当該研鑽が宿日直中に常態的に行われているものであったとしても、宿日直許可における不許可事由とはならず、又は許可を取り消す事由とはならないものである。

　ウ　医師の研鑽に係る労働時間通達の記の 3(1)の手続（以下「手続」という。）について

　　・上司は、業務との関連性を判断するに当たって、初期研修医、後期研修医、それ以降の医師といった職階の違い等の当該医師の経験、担当する外来業務や入院患者等に係る診療の状況、当該医療機関が当該医

師に求める医療提供の水準等を踏まえ、現在の業務上必須かどうかを対象医師ごとに個別に判断するものであること。

・手続は、労働に該当しない研鑽を行おうとする医師が、当該研鑽の内容について月間の研鑽計画をあらかじめ作成し、上司の承認を得ておき、日々の管理は通常の残業申請と一体的に、当該計画に基づいた研鑽を行うために在院する旨を申請する形で行うことも考えられること。

・手続は、労働に該当しない研鑽を行おうとする医師が、当該研鑽のために在院する旨の申し出を、一旦事務職が担当者として受け入れて、上司の確認を得ることとすることも考えられること。

エ　諸経費の支弁と労働時間該当性について

医療機関は、福利厚生の一環として、学会等へ参加する際の旅費等諸経費を支弁することは、その費目にかかわらず可能であり、旅費等諸経費が支弁されていることは労働時間に該当するかどうかの判断に直接関係しないものであること。

オ　医師以外の職種も参加する研鑽

医師の研鑽に係る労働時間通達の記の2に掲げられる研鑽について、看護師等の医師以外の職種が参加するものであったとしても、当該研鑽が、労働時間に該当するかどうかの判断に直接関係しないものであること。

〈巻末資料2〉

医政発 0430 第 1 号

平成 22 年 4 月 30 日

各都道府県知事 殿

厚生労働省医政局長

医療スタッフの協働・連携によるチーム医療の推進について

　近年、質が高く、安心で安全な医療を求める患者・家族の声が高まる一方で、医療の高度化や複雑化に伴う業務の増大により医療現場の疲弊が指摘されるなど、医療の在り方が根本的に問われているところである。こうした現在の医療の在り方を大きく変え得る取組として、多種多様な医療スタッフが、各々の高い専門性を前提とし、目的と情報を共有し、業務を分担するとともに互いに連携・補完し合い、患者の状況に的確に対応した医療を提供する「チーム医療」に注目が集まっており、現に、様々な医療現場で「チーム医療」の実践が広まりつつある。

　このため、厚生労働省では、「チーム医療」を推進する観点から、「医師及び医療関係職と事務職員等との間等での役割分担の推進について」（平成 19 年12 月 28 日付け医政発第 1228001 号厚生労働省医政局長通知。以下「局長通知」という。）を発出し、各医療機関の実情に応じた適切な役割分担を推進するよう周知するとともに、平成 21 年 8 月から「チーム医療の推進に関する検討会」（座長：永井良三東京大学大学院医学研究科教授）を開催し、日本の実情に即した医療スタッフの協働・連携の在り方等について検討を重ね、平成22 年 3 月 19 日に報告書「チーム医療の推進について」を取りまとめた。

　今般、当該報告書の内容を踏まえ、関係法令に照らし、医師以外の医療スタッフが実施することができる業務の内容について下記のとおり整理したので、貴職におかれては、その内容について御了知の上、各医療機関において効率的な業務運営がなされるよう、貴管内の保健所設置市、特別区、医療機関、関係団体等に周知方願いたい。

　なお、厚生労働省としては、医療技術の進展や教育環境の変化等に伴い、医療スタッフの能力や専門性の程度、患者・家族・医療関係者のニーズ等も変化することを念頭に置き、今後も、医療現場の動向の把握に努めるとともに、各医療スタッフが実施することができる業務の内容等について、適時検討を行う予定であることを申し添える。

記

1. 基本的な考え方

　各医療スタッフの専門性を十分に活用して、患者・家族とともに質の高い医療を実現するためには、各医療スタッフがチームとして目的と情報を共有した上で、医師等による包括的指示を活用し、各医療スタッフの専門性に積極的に委ねるとともに、医療スタッフ間の連携・補完を一層進めることが重要である。

　実際に各医療機関においてチーム医療の検討を進めるに当たっては、局長通知において示したとおり、まずは当該医療機関における実情（医療スタッフの役割分担の現状や業務量、知識・技能等）を十分に把握し、各業務における管理者及び担当者間においての責任の所在を明確化した上で、安心・安全な医療を提供するために必要な具体的な連携・協力方法を決定し、医療スタッフの協働・連携によるチーム医療を進めることとし、質の高い医療の実現はもとより、快適な職場環境の形成や効率的な業務運営の実施に努められたい。

　なお、医療機関のみならず、各医療スタッフの養成機関、職能団体、各種学会等においても、チーム医療の実現の前提となる各医療スタッフの知識・技術の向上、複数の職種の連携に関する教育・啓発の推進等の取組が積極的に進められることが望まれる。

2. 各医療スタッフが実施することができる業務の具体例

（1）薬剤師

　近年、医療技術の進展とともに薬物療法が高度化しているため、医療の質の向上及び医療安全の確保の観点から、チーム医療において薬剤の専門

家である薬剤師が主体的に薬物療法に参加することが非常に有益である。

　また、後発医薬品の種類が増加するなど、薬剤に関する幅広い知識が必要とされているにもかかわらず、病棟や在宅医療の場面において薬剤師が十分に活用されておらず、注射剤の調製（ミキシング）や副作用のチェック等の薬剤の管理業務について、医師や看護師が行っている場面も少なくない。

1）薬剤師を積極的に活用することが可能な業務

　　以下に掲げる業務については、現行制度の下において薬剤師が実施することができることから、薬剤師を積極的に活用することが望まれる。

①　薬剤の種類、投与量、投与方法、投与期間等の変更や検査のオーダについて、医師・薬剤師等により事前に作成・合意されたプロトコールに基づき、専門的知見の活用を通じて、医師等と協働して実施すること。

②　薬剤選択、投与量、投与方法、投与期間等について、医師に対し、積極的に処方を提案すること。

③　薬物療法を受けている患者（在宅の患者を含む。）に対し、薬学的管理（患者の副作用の状況の把握、服薬指導等）を行うこと。

④　薬物の血中濃度や副作用のモニタリング等に基づき、副作用の発現状況や有効性の確認を行うとともに、医師に対し、必要に応じて薬剤の変更等を提案すること。

⑤　薬物療法の経過等を確認した上で、医師に対し、前回の処方内容と同一の内容の処方を提案すること。

⑥　外来化学療法を受けている患者に対し、医師等と協働してインフォームドコンセントを実施するとともに、薬学的管理を行うこと。

⑦　入院患者の持参薬の内容を確認した上で、医師に対し、服薬計画を提案するなど、当該患者に対する薬学的管理を行うこと。

⑧　定期的に患者の副作用の発現状況の確認等を行うため、処方内容を分割して調剤すること。

⑨　抗がん剤等の適切な無菌調製を行うこと。

2）薬剤に関する相談体制の整備

　　薬剤師以外の医療スタッフが、それぞれの専門性を活かして薬剤に関する業務を行う場合においても、医療安全の確保に万全を期す観点から、薬剤師の助言を必要とする場面が想定されることから、薬剤の専門家として各医療スタッフからの相談に応じることができる体制を整えることが望まれる。

(2)　リハビリテーション関係職種

　　近年、患者の高齢化が進む中、患者の運動機能を維持し、ＱＯＬの向上等を推進する観点から、病棟における急性期の患者に対するリハビリテーションや在宅医療における訪問リハビリテーションの必要性が高くなるなど、リハビリテーションの専門家として医療現場において果たし得る役割は大きなものとなっている。

1）喀痰等の吸引

①　理学療法士が体位排痰法を実施する際、作業療法士が食事訓練を実施する際、言語聴覚士が嚥下訓練等を実施する際など、喀痰等の吸引が必要となる場合がある。この喀痰等の吸引については、それぞれの訓練等を安全かつ適切に実施する上で当然に必要となる行為であることを踏まえ、理学療法士及び作業療法士法（昭和40年法律第137号）第2条第1項の「理学療法」、同条第2項の「作業療法」及び言語聴覚士法（平成9年法律第132号）第2条の「言語訓練その他の訓練」に含まれるものと解し、理学療法士、作業療法士及び言語聴覚士（以下「理学療法士等」という。）が実施することができる行為として取り扱う。

②　理学療法士等による喀痰等の吸引の実施に当たっては、養成機関や医療機関等において必要な教育・研修等を受けた理学療法士等が実施

することとするとともに、医師の指示の下、他職種との適切な連携を
図るなど、理学療法士等が当該行為を安全に実施できるよう留意しな
ければならない。今後は、理学療法士等の養成機関や職能団体等にお
いても、教育内容の見直しや研修の実施等の取組を進めることが望ま
れる。

2)　作業療法の範囲

　　理学療法士及び作業療法士法第 2 条第 2 項の「作業療法」について
は、同項の「手芸、工作」という文言から、「医療現場において手工芸
を行わせること」といった認識が広がっている。

　　以下に掲げる業務については、理学療法士及び作業療法士法第 2 条第
1 項の「作業療法」に含まれるものであることから、作業療法士を積極
的に活用することが望まれる。

　　・移動、食事、排泄、入浴等の日常生活活動に関するADL訓練
　　・家事、外出等のIADL訓練
　　・作業耐久性の向上、作業手順の習得、就労環境への適応等の職業関
　　　連活動の訓練
　　・福祉用具の使用等に関する訓練
　　・退院後の住環境への適応訓練
　　・発達障害や高次脳機能障害等に対するリハビリテーション

(3)　管理栄養士

　　近年、患者の高齢化や生活習慣病の有病者の増加に伴い、患者の栄養状
態を改善・維持し、免疫力低下の防止や治療効果及びQOLの向上等を推
進する観点から、傷病者に対する栄養管理・栄養指導や栄養状態の評価・
判定等の専門家として医療現場において果たし得る役割は大きなものと
なっている。

　　以下に掲げる業務については、現行制度の下において管理栄養士が実施
することができることから、管理栄養士を積極的に活用することが望まれ

① 一般食（常食）について、医師の包括的な指導を受けて、その食事内容や形態を決定し、又は変更すること。

② 特別治療食について、医師に対し、その食事内容や形態を提案すること（食事内容等の変更を提案することを含む。）。

③ 患者に対する栄養指導について、医師の包括的な指導（クリティカルパスによる明示等）を受けて、適切な実施時期を判断し、実施すること。

④ 経腸栄養療法を行う際に、医師に対し、使用する経腸栄養剤の種類の選択や変更等を提案すること。

(4) 臨床工学技士

　近年、医療技術の進展による医療機器の多様化・高度化に伴い、その操作や管理等の業務に必要とされる知識・技術の専門性が高まる中、当該業務の専門家として医療現場において果たし得る役割は大きなものとなっている。

1) 喀痰等の吸引

① 人工呼吸器を装着した患者については、気道の粘液分泌量が多くなるなど、適正な換気状態を維持するために喀痰等の吸引が必要となる場合がある。この喀痰等の吸引については、人工呼吸器の操作を安全かつ適切に実施する上で当然に必要となる行為であることを踏まえ、臨床工学技士法（昭和62年法律第60号）第2条第2項の「生命維持管理装置の操作」に含まれるものと解し、臨床工学技士が実施することができる行為として取り扱う。

② 臨床工学技士による喀痰等の吸引の実施に当たっては、養成機関や医療機関等において必要な教育・研修等を受けた臨床工学技士が実施することとするとともに、医師の指示の下、他職種との適切な連携を図るなど、臨床工学技士が当該行為を安全に実施できるよう留意しな

ければならない。今後は、臨床工学技士の養成機関や職能団体等においても、教育内容の見直しや研修の実施等の取組を進めることが望まれる。

2) 動脈留置カテーテルからの採血

① 人工呼吸器を操作して呼吸療法を行う場合、血液中のガス濃度のモニターを行うため、動脈の留置カテーテルから採血を行う必要がある。この動脈留置カテーテルからの採血（以下「カテーテル採血」という。）については、人工呼吸器の操作を安全かつ適切に実施する上で当然に必要となる行為であることを踏まえ、臨床工学技士法第2条第2項の「生命維持管理装置の操作」に含まれるものと解し、臨床工学技士が実施することができる行為として取り扱う。

② 臨床工学技士によるカテーテル採血の実施に当たっては、養成機関や医療機関等において必要な教育・研修等を受けた臨床工学技士が実施することとするとともに、医師の指示の下、他職種との適切な連携を図るなど、臨床工学技士が当該行為を安全に実施できるよう留意しなければならない。今後は、臨床工学技士の養成機関や職能団体等においても、教育内容の見直しや研修の実施等の取組を進めることが望まれる。

(5) 診療放射線技師

近年、医療技術の進展により、悪性腫瘍の放射線治療や画像検査等が一般的なものになるなど、放射線治療・検査・管理や画像検査等に関する業務が増大する中、当該業務の専門家として医療現場において果たし得る役割は大きなものとなっている。

以下に掲げる業務については、現行制度の下において診療放射線技師が実施することができることから、診療放射線技師を積極的に活用することが望まれる。

① 画像診断における読影の補助を行うこと。

②　放射線検査等に関する説明・相談を行うこと。

(6) その他

　（1）から（5）までの医療スタッフ以外の職種（歯科医師、看護職員、歯科衛生士、臨床検査技師、介護職員等）についても、各種業務量の増加や在宅医療の推進等を背景として、各業務の専門家として医療現場において果たし得る役割は大きなものとなっていることから、各職種を積極的に活用することが望まれる。

　また、医療スタッフ間の連携・補完を推進する観点から、他施設と連携を図りながら患者の退院支援等を実施する医療ソーシャルワーカー（MSW）や、医療スタッフ間におけるカルテ等の診療情報の活用を推進する診療情報管理士等について、医療スタッフの一員として積極的に活用することが望まれる。

　さらに、医師等の負担軽減を図る観点から、局長通知において示した事務職員の積極的な活用に関する具体例を参考として、書類作成（診断書や主治医意見書等の作成）等の医療関係事務を処理する事務職員（医療クラーク）、看護業務等を補助する看護補助者、検体や書類・伝票等の運搬業務を行う事務職員（ポーターやメッセンジャー等）等、様々な事務職員についても、医療スタッフの一員として効果的に活用することが望まれる。

【著者略歴（愛知県社会保険労務士会　医療労務管理研究会）】

渡辺　徹（わたなべ　とおる）
800床を超える複数の高度急性期病院（日本赤十字社愛知医療センター名古屋第一病院・名古屋第二病院）において事務部長を務めてきた。名古屋第一病院在職中に社会保険労務士の資格を取得。院内の様々な労務管理上の問題解決を図ったことをきっかけに医療機関の労務管理について関心を深めた。
千葉大学医学部附属病院「ちば医経塾」や外資系企業が開催するセミナー等において、医療機関の労務管理に関する講演を行うほか、愛知県看護協会、愛知県立大学大学院の非常勤講師を務めている。
2021年2月に千葉大学客員准教授を拝命。
現在、愛知県社会保険労務士会の医療労務管理研究会において、医療機関の労務管理をサポートする仕組みの構築を目指している。
《国家資格等》
・社会保険労務士（会員番号：第2323285号）
・経営管理学修士（ＭＢＡ）
・医療経営士1級
・国家資格キャリアコンサルタント
《著書》
『病院の労務管理者のための実践テキスト』（2019年6月12日、ロギカ書房より出版）
※医療労務管理研究会ホームページ：https://iryouroumu.com/

阪野　洋平（ばんの　ようへい）
1999年より愛知県西三河地方にある総合病院にて勤務。
これまでに人事、総務、広報、医事、安全衛生、品質管理、医師臨床研修にかかわる部門を経験。
現在は、人事・労務管理を中心に業務を行っている。
《資格等》
・社会保険労務士（会員番号：第2323684号）
・2級ファイナンシャル・プランニング技能士
・第一種衛生管理者

櫛田　浩久（くしだ　ひろひさ）
1963年生まれ。
これまで、大手通信会社で約40年間、人事、労務、総務を経験し、また、同社の企業立病院では事務次長として病院経営にも携わった。
《資格等》
・社会保険労務士（会員番号：第2323783号）
・2級ファイナンシャル・プランニング技能士（ＡＦＰ）
・医療経営士3級
・宅地建物取引士

工藤　祐介（くどう　ゆうすけ）
1973年生まれ。
医療機関に勤務している。
《保有資格》
・社会保険労務士（会員番号：第2324001号）
・行政書士

【著者略歴（医療職）】

相田 由紀（あいだ ゆき）
社会医療法人 財団新和会 八千代病院 理事・看護部長
1996 年より中部労災病院(看護師長)、2009 年東京労災病院(看護副部長)、2012 年熊本労災病院(看護副部長)、2013 年長崎労災病院(看護部長)、2016 年八千代病院(看護部長)と異動していく中で各病院の歴史・文化や特徴を活かしたキャリア開発プログラムの構築など看護部の人的資源管理・労務管理・人材育成等に取り組み、現場の目標管理の研究も行ってきた。
愛知県看護協会の認定看護管理者教育課程・セカンドレベルにおいてキャリア開発及び労務管理の講師を長年務め、看護管理者の育成にも携わってきた。
2021 年に日本看護協会の活動や看護管理者の教育に貢献したとして日本看護協会長賞を受賞。
《資格等》
・助産師、看護師、認定看護管理者(CAN)
・中京大学大学院ビジネスイノベーション研究科にて経営管理士(MBA) を修了
・国家資格キャリアコンサルタント

成瀬 徳彦（なるせ あつひこ）
日本赤十字社愛知医療センター名古屋第一病院 薬剤部 副部長
名古屋第一赤十字病院（現 日本赤十字社愛知医療センター名古屋第一病院）において 1992 年より病棟活動を中心に病院薬剤師として勤務し、院内の様々な部署との連携に従事してきた。
2015 年より教育研修課長を務めたことをきっかけに薬剤関連の業務シェアに関心を深め、院内外における関連業務の把握・整理にあたっている。
最近は、患者相談支援センターに従事し、地域連携における薬剤関連事項の情報共有に必要な人員やツールの検討を多職種共同で行っている。
《資格等》
・実務実習指導薬剤師
《所属学会等》
日本腎臓病薬物療法学会、日本腎臓学会、日本糖尿病学会、日本臨床薬理学会、日本薬学会、日本医療安全学会、日本病院薬剤師会、中部腎と薬剤研究会

加藤 秀樹（かとう ひでき）
名古屋第一赤十字病院（現 日本赤十字社愛知医療センター名古屋第一病院）検査部 前技師長
1983 年入職以来 37 年間、特に検体部門のスペシャリストとして検査部の改革に取り組んだ。
日本臨床衛生検査技師会、愛知県臨床検査技師会にて一般検査研究班員、血清研究班員、同班長として研究活動並びに臨床検査技師の地位向上に努めた。日本臨床検査自動化学会員、日本臨床検査医学会員、日本赤十字社臨床検査技師会地区理事。阪神淡路大震災以降は災害救護にも取り組み、日本赤十字社救護員、日赤 DMAT、愛知 DMAT、日本 DMAT として活動した。
職域では免疫血清検査係長、緊急検査係長、生化学検査係長、精度管理課長を歴任した後、2015 年から技師長を務め、この間、病院運営に関わる多くの委員会のメンバーとして活躍した。
《学会発表》
プロカルシトニンを用いた急性虫垂炎の重症度判定（臨床検査医学会，2013）、Diagnostic value of PROCALCITONIN for acute complicated appendicitis (International Federation of Biomedical Laboratory Science, 2014)、3 種類の血液ガス用シリンジによる凝血塊発生頻度の比較検討（日本医学検査学会，2015）、他多数。

これだけは知っておきたい
医師の働き方改革 実践テキスト

2021 年 10 月 10 日　　初版発行
2021 年 12 月 30 日　　2 刷発行
2023 年 4 月 30 日　　3 刷発行

編著者　　渡辺 徹

発行者　　橋詰 守

発行所　　株式会社 ロギカ書房
　　　　　〒 101-0052
　　　　　東京都千代田区神田小川町 2 丁目 8 番地
　　　　　進盛ビル 303 号
　　　　　Tel 03（5244）5143
　　　　　Fax 03（5244）5144
　　　　　http://logicashobo.co.jp/

印刷・製本　　亜細亜印刷株式会社

978-4-909090-64-5　C2047

働き方改革に伴う、病院の労務管理の具体的な問題解決の手法がここにある。

病院長・診療部長・看護部長・看護師長・事務長等、病院幹部必読！！

働き方改革に対応する
病院の労務管理者のための実践テキスト

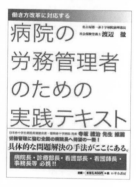

名古屋第一赤十字病院経理部長
社会保険労務士
渡辺　徹
A5判・280頁・並製
定価：3,740円（税込）